HEYNE <

AF628039

DR. MED. MICHAEL NEHLS

Das Corona Syndrom

Wie das Virus unsere Schwächen offenlegt – und wie wir uns nachhaltig schützen können

WILHELM HEYNE VERLAG
MÜNCHEN

Bildnachweis:
Alle Grafiken stammen von Privatarchiv Michael Nehls, mit Ausnahme von: Moga, Veronika unter Verwendung von Shutterstock.com: S.104 (Pyty); Privatarchiv Michael Nehls unter Verwendung von Shutterstock.com: S. 49, S. 50 u. S. 54 (Giado), S. 132 (StudioMolekuul); Shutterstock.com: S. 21 (creativeneko).

FSC www.fsc.org MIX Papier | Fördert gute Waldnutzung FSC® C014496

Penguin Random House Verlagsgruppe FSC® N001967

4. Auflage

Originalausgabe 06/2021

Neumarkter Straße 28, 81673 München
Redaktion: Sophie Dahmen
Umschlaggestaltung: Hauptmann & Kompanie Werbeagentur, Zürich
Satz: Satzwerk Huber, Germering
Druck: GGP Media GmbH, Pößneck
Printed in Germany
ISBN: 978-3-453-60611-1

www.heyne.de

Für John Bentley
Buddha auf vier Pfoten

Inhalt

Einleitung

Zwischen Reiz und Reaktion liegt ein Raum.
In diesem Raum liegt unsere Macht zur Wahl
unserer Reaktion. In unserer Reaktion liegen
unsere Entwicklung und unsere Freiheit.

zugeschrieben Viktor Frankl (1905–1997),
österreichischer Neurologe und Psychiater

»Schauen Sie nicht nach oben!« Wer wendet da nicht instinktiv den Blick nach oben? Wir haben einen geradezu unwiderstehlichen Drang, solchen Aufforderungen zuwiderzuhandeln. Denn wenn wir irgendwo nicht hinsehen sollen, dann könnte schließlich genau dort etwas Interessantes zu sehen sein. In etwa so ging es mir, als ich im Zusammenhang mit der Corona-Pandemie ein Interview mit Roland Imhoff, Professor für Sozial- und Rechtspsychologie, in *Spektrum der Wissenschaft* las.[1] Darin richtet er den Appell an uns, dass wir lernen müssen, »bestimmten Quellen auch zu vertrauen«. Dies mit der Begründung: »Schließlich wird sich jetzt niemand zu Hause ein eigenes Labor aufbauen und das Coronavirus selbst untersuchen – irgendeiner Quelle müssen wir glauben.« Diese Aussage veranlasste mich direkt dazu, »nach oben zu schauen«, auch, weil die Aufforderung ein Widerspruch in sich selbst ist, denn Glaube und Wissenschaft stehen sich diametral gegenüber und sind *de facto* unvereinbar:

Entweder ich weiß etwas, oder ich glaube es einfach nur. Wenn ich als Wissenschaftler etwas einfach glauben und nicht kritisch hinterfragen soll, mache ich reflexhaft genau Letzteres. Zumal mir bewusst ist, dass es eine Wissenschaft, die nur dem reinen »Schaffen von Wissen« verpflichtet ist, leider kaum noch gibt (falls es sie je in reiner Form gegeben hat). Es ist schließlich bekannt, dass die Energie-, Lebensmittel-, Agrar-, Genuss- und Pharmaindustrie aufgrund wirtschaftlicher Interessen über gezielte Investitionen, sogenannte Drittmittel, auf die vermeintlich freie akademische Forschung sehr viel Einfluss nimmt.[2] Mit diesem Wissen kann man versuchen, sich als Wissenschaftler mit entsprechender Um- und Voraussicht seinen Weg durch eine möglicherweise interessengeleitete oder nicht ganz vollständige Datenwelt zu bahnen. Aber auch jedem Laien würde ich empfehlen, sich mit wissenschaftlichen Erkenntnissen, vor allem wenn sie sein Leben direkt beeinflussen, kritisch zu beschäftigen. Natürlich wird ein Nichtfachmann keine fachspezifische, wissenschaftliche Primärliteratur lesen oder interpretieren, aber dennoch gibt es Fakten, die leicht zu verstehen sind. So muss man beispielsweise kein Klimawissenschaftler sein, um den Treibhauseffekt durch Methan- und Kohlendioxidfreisetzung nachvollziehen zu können. Man kann (und meines Erachtens sollte) auch gegen Atomkraft sein, weil ein GAU (größter anzunehmender Unfall), egal wie klein die Wissenschaft das Restrisiko beurteilt, katastrophale Auswirkungen nicht zu akzeptierenden Ausmaßes hat. Dazu muss man weder Statistiker noch Atomphysiker oder Hobbybastler von Kernreaktoren sein. Das Wissen um die Höhe des Restrisikos ist keine Glaubensfrage. Auch bei der Corona-Pandemie gibt es mittlerweile – 1,5 Jahre nach deren Ausbruch – auch für Laien gut nachvollziehbare Erkenntnisse, die es ihnen erlauben, sich ihre eigenen Gedanken zu machen.

Was mich beim Ausbruch der COVID-19-Pandemie (steht für die **Co**rona **Vi**rus **D**isease [Erkrankung], die erstmals 20**19** auftrat) verwunderte, waren die Ergebnisse nationaler und internationaler Studien, nach denen eine Ansteckung mit dem neuen Virus bei über 99,7 Prozent der Infizierten, also bei den meisten, völlig harmlos verläuft oder zumindest nicht tödlich endet.[3] Das bedeutet im Umkehrschluss, dass das vermeintliche »Killervirus«, als das es die Weltgesundheitsorganisation beschreibt[4], an sich recht ungefährlich ist. Tatsächlich sterben – wie mehrere internationale Studien belegen – sehr wahrscheinlich weniger als 0,3 Prozent der Menschen *an* einer Corona-Infektion und damit deutlich weniger als *mit* einer Corona-Infektion, sprich, sie sind zwar Corona-positiv, sterben aber an etwas völlig anderem als COVID-19, beispielsweise an einem Herzinfarkt. Ob *an* oder *mit* ist deshalb ein gewaltiger Unterschied, wenn wir die Gefährlichkeit von Corona beurteilen wollen. Eine Unterscheidung ist also wichtig, wird aber merkwürdigerweise von offizieller Seite wie dem Robert-Koch-Institut nicht gemacht.[5] Dabei würden Obduktionen Licht ins Dunkel bringen. Das würde den Informationsfluss zwar um ein paar Tage verzögern, hätte jedoch den Vorteil, dass man weiß, wovon man spricht. Um die Größe des Fehlers zu illustrieren, genügt ein einfaches Beispiel. So starben allein in Deutschland im Jahr 2020 etwa eine Million Menschen. Nehmen wir zu rein illustrativen Zwecken an, alle waren zum Zeitpunkt ihres Ablebens Autobesitzer. Sie starben also mit einem Auto. Allerdings nur als Besitzer, denn es erlagen nur knapp 3000 von ihnen (0,3 Prozent) tatsächlich den Folgen eines Verkehrsunfalls. Alle anderen (99,7 Prozent) starben an etwas anderem wie Herzkreislaufversagen, Krebs oder Demenz und waren eigentlich nur Fahrzeughalter. Dieser Vergleich macht deutlich, dass ein positiver Corona-Test zunächst einmal genauso wenig tödlich ist wie der Besitz eines Autos.

Nun sollen diese Beobachtungen und Überlegungen aber keinesfalls darüber hinwegtäuschen, dass es schwere Infektionsverläufe gibt und COVID-19 tödlich enden kann. Sie sollen genauso wenig die fast dreitausend Unfälle jährlich auf deutschen Straßen, die tödlich enden, verharmlosen. Es stellt sich allerdings die Frage, wie ein für viele Menschen völlig gefahrloses Virus gleichzeitig Ursache der somit zwar eher seltenen, aber dennoch schweren Krankheitsverläufe sein kann. Auch ein Auto, um bei dem genannten Beispiel zu bleiben, ist an sich harmlos und wird in der Regel erst durch menschliches Versagen zur Gefahr. Oft sind Alkohol oder Übermüdung die Ursache für falsche Reaktionen mit oft tödlichen Folgen. Vielleicht werden bei einer Corona-Infektion die schweren und dann oft tödlichen Verläufe auch nicht durch das Virus selbst verursacht, sondern durch eine fehlerhafte Reaktion. Wenn dem so wäre, worin könnte diese bestehen?

In der Regel schützt uns unser Immunsystem vor viralen oder bakteriellen Angriffen. Reagiert es jedoch fehlerhaft, wie beispielsweise bei einer Erdnussallergie, wird selbst eine an sich harmlose Hülsenfrucht zur tödlichen Gefahr. Bei einer allergischen Reaktion setzt das Immunsystem übermäßige Mengen an Botenstoffen (Zytokinen) frei, die entzündungsfördernd sind. Ohne die nötige Ausbalancierung durch entzündungshemmende Botenstoffe kommt es zu einer Kettenreaktion, die im schlimmsten Fall zum Lungen- und generalisierten Organversagen und so zum Tod führt. Wissenschaftler nennen eine solche Überreaktion unseres Immunsystems auf an sich harmlose Infektionen einen »Zytokinsturm«. Ein solcher ist auch für die schweren und teils tödlichen Krankheitsverläufe bei COVID-19 verantwortlich.[6] Nicht das Coronavirus selbst stellt also die eigentliche Gefahr für uns dar, sondern ein inadäquat reagierendes Immunsystem, das einen derartigen Zytokinsturm entfacht: Statt zu einer erfolgreichen Selbstverteidigung kommt es zur Selbsttötung.

Aber was ist die Ursache für diese Fehlfunktion des Immunsystems, zu der es bei manchen, aber nicht bei allen Infizierten kommt? Diese Frage ist für mich die wichtigste, die es derzeit in Bezug auf die COVID-19-Pandemie zu beantworten gilt. Zum einen, weil inzwischen (März 2021) weltweit führenden Virologen und Immunologen klar geworden ist, dass es so etwas wie eine Herdenimmunität gegen Corona nicht geben kann, weder durch die derzeit durchgeführten Impfkampagnen noch durch überstandene Infektionen. Für diese Erkenntnis gibt es viele gute Gründe (kein Impfstoff garantiert hundertprozentigen Impfschutz, nicht alle Menschen werden mit den Impfkampagnen schnell genug erreicht, der Impfschutz ist zeitlich begrenzt etc.).[7] Der meiner Ansicht nach entscheidende Grund dafür ist jedoch der Umstand, dass Corona, wie alle Viren, mutiert. Schon seit Ende 2020 sind neue Varianten des Virus im Umlauf, die selbst bei Menschen, die man nach überstandener Infektion für immun hielt, erneut COVID verursacht haben.[8] So wütet

»COVID-20«, wie man es nennen müsste, derzeit in Brasilien und entwickelt sich von dort aus womöglich zur neuen Pandemie; und mit großer Wahrscheinlichkeit ist COVID-21 auch schon unterwegs. Das bedeutet, dass wir nicht umhinkommen, unser Immunsystem in die Lage zu versetzen, auf jegliche viralen Angriffe angemessen reagieren zu können.

Zunächst vermutete man, dass das Lebensalter verantwortlich dafür sein könnte, dass sich ein Zytokinsturm entwickelt. Dieser Gedanke drängte sich auf, weil es sich bei der hohen Zahl an Todesfällen, die insbesondere Italien meldete, vorwiegend um ältere Menschen handelte. Allerdings hat im Vergleich dazu Japan als die Nation mit dem weltweit höchsten Durchschnittsalter mit 0,2 Prozent eine der niedrigsten COVID-19-Sterberaten weltweit.[9] Es kann also nicht das Lebensalter *per se* sein, das bei einigen Menschen das Immunsystem Amok laufen lässt. Wie man mithilfe vieler Studien inzwischen herausfand, sind es teils gravierende Mängel an essenziellen Vitalstoffen, die einen Zytokinsturm verursachen, und diese gilt es zu beheben. Allein ein Mangel an Vitamin D kann laut neuesten Studien das Risiko einer tödlich verlaufenden Corona-Infektion vervierfachen.[10] Aber nicht nur ein Vitamin-D-Defizit, sondern jeglicher Mangel an einem essenziellen Wirkstoff, den unser Immunsystem benötigt, kann das gesunde Gleichgewicht in Richtung Zytokinsturm kippen. Deshalb ist zur effektiven Verhinderung eines solchen eine Korrektur aller dieser Mängel vonnöten, die das gesamte, aus der Balance geratene System wieder ins Gleichgewicht bringt.[11] Dies sollte oberste Priorität bei allen Corona-Maßnahmen haben.[12] Denn nur so sind selbstzerstörerische Immunreaktionen langfristig zu verhindern, insbesondere im Licht der (eigentlich nicht neuen) Erkenntnis, dass unsere Immunabwehr sich immer wieder mit neuen Virusstämmen auseinandersetzen muss. Eine Korrektur eines zum Zytokinsturm neigenden Immunsystems hat außer geringen Kosten keine Nachteile, aber es gibt eine lange Liste immenser Vorteile:

1. Schneller Schutz (binnen ein bis zwei Wochen) vor schweren COVID-19-Verläufen und somit ein Verhindern von Engpässen auf Intensivstationen, da so gut wie niemand mehr beatmet werden müsste.
2. Keine Notwendigkeit von Lockdowns und sozialer Distanzierung, wenn genügend Menschen mitmachen, weil die Infektionen nicht nur harmloser verlaufen, sondern auch schneller beendet sind.
3. Schutz vor schweren Infektionsverläufen durch *neue* Corona-Varianten, insbesondere auch vor denjenigen, die durch aktuell verfügbare Impfstoffe nicht abgedeckt werden.
4. Schutz vor anderen viralen Erkrankungen wie zum Beispiel der Grippe, die ebenfalls durch einen Zytokinsturm Hunderttausende Menschen jährlich das Leben kosten,
5. und nicht zuletzt Schutz vor Krebs, Alzheimer, Herzkreislaufversagen und vielen weiteren Zivilisationskrankheiten, die als Folge derselben Fehlernährung weltweit jedes Jahr viele Millionen vermeidbare Todesfälle verursachen.

Eine flächendeckende Herdenimmunität ist sehr wahrscheinlich nicht erreichbar, Herdenschutz hingegen schon, denn ein intaktes Immunsystem kann adäquaten Schutz vor tödlichen Mikroben und Viren wie Corona gewährleisten. Dies gelingt ihm schon seit Urzeiten recht zuverlässig, ansonsten gäbe es uns nicht. Wir dürfen es nur nicht daran hindern. Was dazu nötig ist, muss man nicht einfach nur glauben, das kann man wissen, denn es ist durch eine ausreichende Zahl an wissenschaftlichen Fakten belegt. Man muss also nur hinschauen – und dann entsprechend handeln.

Kapitel 1

Die Todesangst geht viral

Der Zeitgeist ist eine Epidemie, gegen die es noch keine Schutzimpfung gibt.

Fritz P. Rinnhofer (1939–2020)

Pandemie angemessener Angst?

Es gibt vier nahezu völlig harmlose Arten von Coronaviren mit den kryptischen Bezeichnungen NL63, OC43, 229E und HKU1, die weltweit verbreitet und ganzjährig für etwa 30 Prozent aller Erkältungen verantwortlich sind. Schwere Krankheitsverläufe sind selten und werden hauptsächlich bei Kleinkindern, älteren oder immungeschwächten Menschen beobachtet. Studien legen nahe, dass diese Coronaviren schon vor langer Zeit von Tieren auf den Menschen übertragen wurden und seitdem ständig um den Globus zirkulieren.[1] Sogenannte Zoonosen (von altgriechisch *zōon* für Tier und *nósos* für Krankheit), also vom Tier auf den Menschen übertragene Krankheiten, sind nicht selten und tragen oft im Namen ihren Ursprung, wie die Affen-, Büffel- oder Kuhpocken, das Colorado-Zeckenfieber, die Östliche Pferdeenzephalomyelitis, die Schweine- oder die Vogelgrippe.

Im März 2003 entdeckte man einen weiteren Erreger aus der Familie der Coronaviren, der Ende November 2002 in einer südchinesischen Provinz gehäuft Fälle einer untypischen und damals unbekannten Form von Lungenentzündung verursachte. Diese Form wurde als Schweres Akutes Respiratorisches Syndrom (Severe Acute Respiratory Syndrome) und das dafür verantwortliche Virus entsprechend als SARS-Coronavirus-1 (SARS-CoV-1) bezeichnet.[2] Laut Angaben des Robert-Koch-Instituts (RKI) erkrankten an diesem Virus während der gesamten SARS-Epidemie, die in rund 30 Ländern grassierte und bis Juli 2003 andauerte, etwas mehr als 8000 Menschen weltweit, einige Hundert Erkrankte starben. Woher SARS-CoV-1 kam, konnte bisher (Stand Mai 2021) nicht völlig geklärt werden. Möglicherweise entwickelte es sich aus Coronaviren südostasiatischer Fledermäuse, die sehr häufig mit dieser Art von Viren infiziert sind, und wurde dann über Zwischenwirte wie die Zibetkatze oder den Marderhund als Zoonose auf den Menschen übertragen.[3] Aber auch viele andere Tierarten sind Träger einer Vielzahl verschiedener Coronaviren, aus denen immer wieder neue, für den Menschen gefährliche Varianten entstehen können. So ließ die nächste Corona-Zoonose auch nicht lange auf sich warten.

Nur neun Jahre nach SARS-CoV-1 tauchte ein weiteres, neues Virus aus der Corona-Familie in menschlichen Populationen auf. Es grassierte von 2012 bis 2018 im Mittleren Osten und verursachte dort ebenfalls eine Lungenkrankheit, das sogenannte Middle East Respiratory Syndrome (MERS). Das MERS-Coronavirus (MERS-CoV) entstammte ebenfalls einer Fledermauskolonie und wurde sehr wahrscheinlich über Dromedare als Zwischenwirte durch den Verzehr von

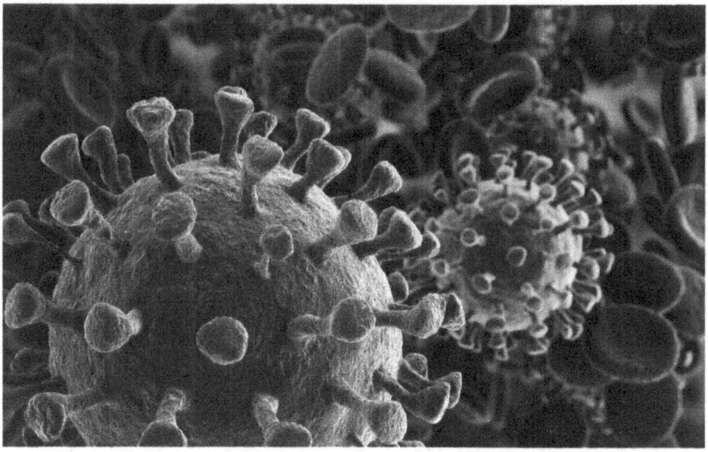

Coronaviren haben ihren Namen von den kronenartigen Erhebungen auf ihrer Oberfläche.

deren Fleisch oder Milch auf den Menschen übertragen. Es gab 2143 bestätigte MERS-CoV-Infektionen, davon etwa 750 Todesfälle.[4]

Noch schneller erreichte uns das nächste Familienmitglied. Nur ein Jahr nach dem Ende der MERS-Welle wurde am 31. Dezember 2019 die Weltgesundheitsorganisation (WHO, World Health Organization) darüber informiert, dass in der chinesischen Großstadt Wuhan schwere Lungenentzündungen unbekannter Ursache festgestellt worden waren.[5] Wenige Monate später, im März 2020, hatte man das dafür verantwortliche, neuartige Virus charakterisiert und sein Erbgut entschlüsselt.[6] Aufgrund seiner engen Familienzugehörigkeit zum SARS-Coronavirus-1 taufte man den neuen Erreger SARS-Coronavirus-2 (SARS-CoV-2). Da allerdings eine SARS-CoV-2-Infektion nicht nur SARS auslöst, sondern auch zu einem generalisierten Organversagen führen kann, wurde die Krankheit als Coronavirus Disease (COVID) klassifiziert. Dazu kam noch der Zusatz »19«, weil COVID im Jahr 2019 ausbrach und man spätestens ab diesem Zeitpunkt mit weiteren neuen Corona-Varianten rechnen musste.[7] Tatsächlich wurden schon innerhalb eines halben Jahres nach Ausbruch von COVID-19 über zehntausend neue SARS-CoV-2-Mutanten identifiziert – Tendenz steigend.[8] Es ist daher auch nur eine Frage der Zeit, bis Varianten entstehen, die durch die neu produzierten Impfstoffe nicht abgedeckt sein werden.[9] Die Folge ist ein Wettrüsten zwischen der Pharmaindustrie und dem Virus, das alle diejenigen verlieren werden, die bei Neuinfektion mit COVID-20, -21, -22 oder -23 keinen ausreichenden Impfschutz haben, weil – wie schon jetzt – die Impfstoffproduktion hinterherhinken wird. Tatsächlich umgeht die neue Corona-Variante P.1., die 2020 in Brasilien auftrat, zumindest den *Infektions*schutz, der durch eine überstandene COVID-19-Infektion entsteht.[10] Man könnte die Neuerkrankung also durchaus als COVID-20 bezeichnen. Ob sie auch den *Impf*schutz umgehen wird, ist noch unklar. Aber selbst wenn sie durch den Impfstoff in Schach gehalten würde, benötigten wir eine wesentlich schnellere, effektivere und vor allem langfristigere Alternative. Schließlich gab es schon Ende Januar 2021, also noch bevor die Impfkampagnen weltweit starteten, Virusvarianten, von denen man weiß, dass sie durch Antikörper, die im therapeutischen Einsatz gegen COVID-19 waren, nicht unschädlich gemacht werden können.[11]

Zum Verständnis: Wenn im Weiteren von Corona gesprochen wird, ist das Coronavirus und damit SARS-CoV-2 gemeint. Wenn von COVID-19 die Rede ist, geht es um die Krankheit, die sich bei manchen Personen, die mit dem Coronavirus infiziert sind, entwickeln kann – aber nicht muss. Das primäre Problem der Weltgemeinschaft ist deshalb die COVID-19-Pandemie, weil es hier um tatsächlich Erkrankte geht.

Corona breitete sich durch den regen internationalen Verkehr recht schnell aus. Schon innerhalb weniger Wochen wurden weltweit Fälle gemeldet. Am 11. März 2020, nur wenige Monate nach den Anfängen in Wuhan, bezeichnete die WHO auf einer Pressekonferenz COVID-19 mit den folgenden Worten als Pandemie[12]: »Die WHO hat diesen Ausbruch rund um die Uhr bewertet, und wir sind zutiefst besorgt über die alarmierende Ausbreitung und Schwere sowie über die alarmierende Untätigkeit. Wir haben daher die Einschätzung getroffen, dass COVID-19 als Pandemie charakterisiert werden kann.« Allerdings scheinen es sich die Verantwortlichen bei diesem Schritt nicht leicht gemacht zu haben, denn sie erklärten weiter: »Pandemie ist kein Wort, das man leichtfertig oder nachlässig verwenden kann. Es ist ein Wort, das, wenn es missbraucht wird, zu *unangemessener Angst* oder ungerechtfertigter Akzeptanz der Tatsache führen kann, dass der Kampf beendet ist, was *zu unnötigem Leiden und Tod führt.*«

Die Pandemie als solche zu akzeptieren, ohne schnell zu handeln, wäre sicherlich fatal gewesen. Denn Nichtstun kann zu unnötigem Leid und Tod führen – aber ebenso Handeln aus unangemessener Angst. Ob das Handeln aufgrund der geschürten Angst angemessen war, ist noch zu klären. Die zentrale Frage, die sich somit schon damals stellte und heute, während ich diese Zeilen schreibe (etwa ein Jahr nach der Pandemie-Erklärung der WHO), noch viel dringlicher zu beantworten wäre, ist die folgende: Was ist nun gefährlicher und schädlicher für uns, das Virus selbst oder die aus Angst getroffenen Maßnahmen gegen das Virus? Existiert heute eventuell sogar eine Angst davor, zu erkennen, dass die getroffenen Maßnahmen nicht die richtigen waren und das Leid, das erst durch die Maßnahmen entstanden ist, unnötig war?

Wie tödlich ist eine Corona-Infektion wirklich?

Diese Frage ist nicht leicht zu beantworten. Dazu müsste man wissen, wie viele Menschen mit Corona infiziert sind und wie viele von diesen tatsächlich aufgrund dieser Infektion sterben. Wenn man beispielsweise nur diejenigen Personen im Hinblick auf eine Corona-Infektion untersuchen würde, die an einer schweren Lungenentzündung gestorben sind, dann wäre das Coronavirus – selbst wenn sich nur einige der Fälle als positiv herausstellten – zu hundert Prozent tödlich (falls das Coronavirus tatsächlich die Lungenentzündung verursacht hat, was jedoch wahrscheinlich ist). Denn schließlich wären alle Corona-Positiven an COVID-19 gestorben. Weil es aber auch nicht tödliche Verläufe und auch Infizierte gibt, die gar keine spürbaren oder sichtbaren Symptome zeigen, würde diese Vorgehensweise natürlich eine viel zu hohe Sterberate liefern. Dennoch war es in etwa das, was bei Ausbruch von COVID-19 in Norditalien gemacht wurde. Dort wurden anfangs fast ausschließlich Schwerkranke sowie Verstorbene auf Corona getestet, was rechnerisch die Mortalität des Virus enorm in die Höhe trieb.[13] Infolgedessen vermuteten manche sogar, Italien wäre von einem eigenständigen und besonders gefährlichen Virusstamm heimgesucht worden, was aber nicht der Fall war.

Um einen realistischeren Wert für die sogenannte krankheitsfallbezogene Sterberate (kurz CFR: *case fatality rate*), also die Zahl der Corona-Positiven, die an COVID-19 verstarben, zu ermitteln, müssten nämlich auch Menschen mit leichten Beschwerden untersucht werden. Zudem müssten die positiv getesteten Verstorbenen sehr genau untersucht werden, um herauszufinden, ob sie wirklich an der Infektion gestorben sind. Wären sie einer völlig anderen Krankheit erlegen, wäre ein positiver Corona-Test irrelevant. Doch rechnerisch würde es zu einer Überschätzung der Gefährlichkeit des Virus beitragen, wenn solche Fälle nicht ausgeschlossen würden. Und genau dieser Ausschluss sei in Italien so nicht geschehen und erklärt laut Professor Walter Ricciardi, wissenschaftlicher Berater des italienischen Gesundheitsministers, die dortige, vermeintlich hohe Letalität einer Corona-Infektion: »Die Art und Weise, wie wir Todesfälle in unserem Land codieren, ist sehr großzügig in dem Sinne, dass alle Menschen, die in Krankenhäusern mit dem Coronavirus starben, als an dem Coronavirus verstorben gelten.«[14] Und Ricciardi weiter: »Nach einer Neubewertung durch das National Institute of Health haben nur 12 Prozent der Sterbeurkunden das Coronavirus als direkte Ursache angegeben.« Das führte zu einer mehr als achtfachen Überschätzung der Gefährlichkeit des Coronavirus. Dass sich unter den vermeintlichen COVID-19-Opfern mehr ältere Menschen befanden, lässt sich dadurch erklären, dass sich mit den Lebensjahren – insbesondere, wenn der Lebensstil nicht sonderlich gesundheitsförderlich war (dazu später einiges mehr) – immer mehr Krankheiten akkumulieren und so das Risiko, an diesen Krankheiten zu sterben, steigt – auch ohne Einfluss des Coronavirus. Mittlerweile muss man aber auch davon ausgehen, dass Maßnahmen wie die »Soziale Distanzierung« und damit eine für uns Menschen »unsoziale Isolation« nicht nur zu Einsamkeit, sondern sogar zum Lebenssinnverlust und letztendlich zum Tod vieler, vor allem älterer Menschen führen können. Denn in der Wissenschaft ist schon lange bekannt: »Eins ist die tödlichste Zahl«[15], was dafür steht, dass Einsamkeit tötet, infolge von Stress, schweren Depressionen und durch erhöhten Blutdruck verursachte Herzkreislaufkomplikationen. Daher führt für eine saubere Statistik an Obduktionen kein Weg vorbei – doch will man sie?

An oder mit Corona, das ist hier die Frage, die allerdings nicht beantwortet wird, wenn es nach dem Robert-Koch-Institut (RKI), der zentralen Einrichtung der Bundesregierung auf dem Gebiet der Krankheitsüberwachung und -prävention, geht. Gemäß dem RKI wird seit Beginn der COVID-19-Pandemie jeder Verstorbene, der positiv auf Corona getestet wird, als an COVID-19 verstorben gezählt. Das bedeutet, dass, wenn die Person zu Lebzeiten keine Symptome zeigte und eigentlich an etwas völlig anderem verstarb, man die Gefahr, die vermeintlich von Corona ausgeht, überschätzt. Es wäre natürlich ein Leichtes, zwischen *an* Corona und *mit* Corona verstorben zu unterscheiden. Dazu bräuchte es nur Obduktionen. Doch diese versuchte das RKI von Anfang an zu verhindern, mit der Begründung, man wolle eine mögliche Ansteckung der Pathologen vermeiden. Entsprechend lauteten die Empfehlungen vom 24.3.2020:[16] »Eine innere Leichenschau, Obduktionen oder andere aerosolproduzierende Maßnahmen sollten vermieden werden.« Daraufhin äußerten der Präsident des Bundesverbands Deutscher Pathologen, Karl-Friedrich Bürrig, und der Vorsitzende der Deutschen Gesellschaft für Pathologie, Gustavo Baretton, am 3.4.2020 in einem offenen Brief an das RKI deutlich Kritik an dessen Empfehlung:[17] »Gerade aktuell sollten Obduktionen bei diesen Verstorbenen nicht vermieden, sondern im Gegenteil so oft wie möglich durchgeführt werden, auch um den Zusammenhang mit anderen Grunderkrankungen der Verstorbenen zu erhellen. Daran besteht ein hohes öffentliches Interesse.« Auch wenn das RKI infolgedessen Obduktionen mittlerweile nun auch für wichtig hält, werden dennoch bis heute (Stand Mai 2021, also ein Jahr danach) nicht die Zahlen der *an* COVID-19 Verstorbenen öffentlich gemacht, sondern weiterhin nur die der *an* und *mit* Corona Verstorbenen. Wir wissen also nicht, wie viele der 39 000 Menschen, die 2020 in Deutschland *an* oder *mit* Corona gestorben sind, tatsächlich dem Virus erlagen. Trotzdem war laut Statistischem Bundesamt die Gesamtsterberate in Deutschland im Jahr 2020 nur gering erhöht.[18]

Wenn man die Todesursachen bei Corona-positiven Verstorbenen tatsächlich genauer untersucht und so das *an* und *mit* auf nur *an* COVID-19 gestorben reduziert, verliert das Virus also deutlich an seiner weitläufig propagierten Gefährlichkeit. Dies belegen eindeutig die Zahlen aus Singapur. Dort werden alle Corona-positiv Verstorbenen obduziert und klassifiziert. Dabei halten sich die Pathologen strikt an die Falldefinition der WHO: Ohne Lungenentzündung als das Leitsymptom von COVID-19 und zugleich als Todesursache wird der Verstorbene nicht als Corona-Opfer verbucht.[19] Nach den Maßstäben der WHO ergab sich in Singapur mit nur 0,05 Prozent eine der weltweit geringsten krankheitsfallbezogenen Sterberaten (CFR). Allerdings ist die CFR selbst dann, wenn tatsächlich alle Erkrankten, auch diejenigen mit nur milden Symptomen, untersucht und tatsächlich alle Todesfälle verlässlich obduziert werden, immer noch kein ausreichend zuverlässiges Maß für die tatsächliche Gefährlichkeit des Virus. Um herauszufinden, wie gefährlich eine Corona-Infektion wirklich ist, müsste man nämlich wissen, bei wie vielen Infizierten sich überhaupt keine Symptome entwickeln, denn die werden bei der CFR unterschlagen. Was wir benötigen, ist die sogenannte Infektionssterblichkeit, kurz IFR (*infection fatality rate*). Um diese zu ermitteln, müsste man stichprobenartig einen repräsentativen Teil einer Gesellschaft auf Corona untersuchen und danach überprüfen, wie viele dieser Infizierten tatsächlich später an COVID-19 erkranken und eventuell daran (und nicht an etwas anderem!) versterben.

Eine der ersten IFR-Studien wurde in Deutschland durchgeführt, als es während des Karnevals 2020 in Gangelt, einer Kleinstadt mit 12 597 Einwohnern, zu einer schnellen Verbreitung des Coronavirus kam. Aufgrund der verhängten Ausgangssperre und der relativ geschlossenen örtlichen Gemeinschaft konnte die IFR vor Ort gut bestimmt und aufgrund der Qualität der Untersuchung auch in *Nature Communications* und damit auf einer der weltweit renommiertesten Wissenschaftsplattformen publiziert werden.[20]

Die ermittelte IFR lag bei etwa 0,35 Prozent, das heißt, nur etwa einer von 300 mit Corona Infizierten starb an COVID-19. Diese Ergebnisse widersprachen deutlich den ursprünglichen Zahlen aus Wuhan vom Februar 2020, wo man die gemessene CFR von 4,5 Prozent[21] mit der IFR gleichsetzte, weil man vom Schlimmsten ausging und annahm, dass es so gut wie keine symptomfreien Infektionen gäbe.[22] Diese ursprüngliche Annahme – aufgrund derer die Welt in Panik geriet – stellte sich nun aufgrund der deutschen Studie, die eben auf Messung und nicht nur auf Schätzung beruhte, um mehr als eine Größenordnung (also um mehr als Faktor 10) als falsch heraus. Demnach laufen weit über 90 Prozent der Corona-Infektionen still und leise ab. Zu einem vergleichbaren Ergebnis kam mittlerweile auch eine internationale Metastudie, die die IFR nicht wie die deutsche Studie nur an einem kleineren Ort ermittelte, sondern die Ergebnisse von über 60 nationalen IFR-Studien weltweit zusammenfasste. Nach deren Berechnungen lag die IFR global betrachtet sogar nur bei etwa 0,23 Prozent.[23] In ihrem Bericht weisen die Autoren darauf hin, dass selbst diese im Vergleich zu Wuhan enorm niedrige Sterberate immer noch eine Überschätzung darstellen könnte, weil in den meisten Staaten entweder nicht ausreichend obduziert wird (*an* und *mit* Corona ist dann wie in Deutschland dasselbe) oder die Infektionszahlen nicht die tatsächlichen Zahlen widerspiegeln. Schließlich werden aufgrund von Engpässen bei den Testverfahren und auch aus Kostengründen symptomfreie Personen wesentlich seltener auf Corona getestet.

Aber auch wenn die derzeitigen Zahlen zu einer Unterschätzung des tatsächlichen Infektionsgeschehens führen (viele Infizierte ohne Symptome bleiben aufgrund einer systematischen stichprobenartigen Untersuchung unerkannt), bedeutet das Ergebnis der oben genannten Metastudie, dass bei einem Wert von 0,23 Prozent Infektionssterblichkeit durchschnittlich nur eine Person von über 400 Infizierten an COVID-19 starb. Das macht Corona in etwa so gefährlich wie das Grippevirus (Influenza).[24] Weshalb das Grippevirus kaum Schlagzeilen macht, obwohl laut WHO dadurch weltweit bis zu 650 000 Menschen jedes Jahr sterben und die Zahl der intensiv betreuten Patienten, die beatmet werden müssen, jährlich steigt, ist mir ein Rätsel.[25]

Diese Mortalitätsrate, die sogar um über Faktor 20 geringer ist als ursprünglich für Wuhan angenommen, passt auch zu einer inzwischen vorliegenden Aufarbeitung der Anfänge der Pandemie in dieser Region:[26] Nach dieser Studie gab es in Wuhan innerhalb der ersten drei Monate der Pandemie nur einen sehr geringen Anstieg an Todesfällen durch COVID-19-bedingte Lungenentzündungen, und außerhalb der Stadt kam es sogar zu einem Rückgang, sprich einer Untersterblichkeit.

»Falsch PCR-positive Inzidenz«. Die sogenannte PCR-Testung (PCR steht für *Polymerase Chain Reaction*, ein molekularbiologisches Verfahren, mit dem man das Erbgut des Virus nachweisen kann) gilt im Vergleich zu den Antigen-Schnelltests als »Goldstandard«. Aber bilden PCR-Tests das tatsächliche Infektionsgeschehen ab? Ja, jedoch nur, wenn es tatsächlich viele Infizierte gibt. Hingegen nicht bei einer großflächigen Untersuchung von an sich gesunden Menschen in der breiten Bevölkerung. Grund dafür ist eine sogenannte Kreuzreaktion der PCR mit »Familienmitgliedern« des Coronavirus, die immerhin für etwa 30 Prozent aller Atemwegsinfektionen verantwortlich sind. Diese Kreuzreaktionen sorgen dafür, dass der Test immer eine gewisse Rate an falsch positiven Ergebnissen liefert. Diese Rate kann man reduzieren, indem man möglichst viele verschiedene Zielgene des Virus parallel testet. Umgekehrt gilt: Je weniger Zielgene parallel untersucht werden, umso höher ist die Rate der falsch positiv getesteten Personen. Ursprünglich lag die Anzahl der zu testenden Zielgene von SARS-CoV-2 bei drei.[27] Damit lag die Rate an falsch positiven Tests bei vernachlässigbaren 0,01 Prozent. Mit der Vorgabe der WHO, die Zielgene auf zwei[28] (Rate an falsch positiven Tests: 0,15 Prozent) zu reduzieren, stieg jedoch die Gefahr einer sogenannten »Labor-Pandemie«. Diese Gefahr steigt zusätzlich, falls die WHO ihre Pläne fortsetzt, bei angenommen hoher Durchseuchung auf nur noch ein einziges Zielgen zu reduzieren.[29] Denn wenn es im Extremfall Corona nicht mehr gäbe, wären selbst bei noch zwei untersuchten Zielgenen 150 von 100 000 getesteten Personen falsch positiv, was nach derzeitiger Gesetzeslage einen Lockdown erforderlich machen würde. Bei hoher Durchseuchung hingegen spielt diese Rate an falsch positiver Tests eine deutlich geringere Rolle. Beispielsweise ist bei denselben beiden Zielgenen, die zur IFR-Bestimmung in Gangelt untersucht wurden, der Fehler von 0,15 Prozent vernachlässigbar gering, schließlich waren dort zur Zeit der Studie über 15,5 Prozent der Untersuchten positiv. Auf der Webseite eines der größten Laborunternehmen Deutschlands (Bioscientia) ist entsprechend zu lesen: »Je stärker sich die Infektion in der Bevölkerung verbreitet, desto geringer wird der Anteil der falsch positiven an der Menge aller positiven Ergebnisse.«[30] Umgekehrt ist es also problematisch, wenn man bei geringer Durchseuchung unterstellt, dass ein PCR-Screening das tatsächliche Infektionsgeschehen abbilden würde. Erschwerend kommt hinzu, dass mittels PCR nur Genmaterial des Virus nachgewiesen wird, nicht aber dessen Infektiosität. So enthält laut den Ergebnissen einer Studie nur etwa die Hälfte der PCR-positiven Proben lebensfähige und damit tatsächlich infektiöse Viren.[31] Nur etwa die Hälfte der positiv Getesteten ist demnach ansteckend und eine mögliche Gefahr für Mitmenschen. Die anderen positiven Proben sind zum Teil entweder falsch positiv oder stammen von Personen, die eine Infektion gerade hinter sich haben und deshalb nur noch totes virales Genmaterial in ihrer Schleimhaut tragen. Oder nach überstandener Infektion Teile des Virus in ihrem Erbgut tragen, wie man es auch von anderen sogenannten RNA-Viren, wie beispielsweise HIV, kennt. So könnte via PCR Genmaterial von Corona nachgewiesen werden, ohne dass eine Infektiosität vorliegt.[32] Ob die auf den PCR-Testungen beruhende »Inzidenz« als Grundlage für politische Entscheidungen sinnvoll ist, muss vor diesem Hintergrund stark bezweifelt werden. Hinzu kommt, dass der Begriff *Inzidenz* in der Epidemiologie und medizinischen Statistik immer der Zahl der Neuerkrankungen entspricht, die in einem bestimmten Zeitraum bei einer definierten Gruppe auftreten. Da ein positiver PCR-Test nichts darüber aussagt, ob jemand erkrankt ist (hoher Prozentsatz der Positiven ist ohne Symptome), ja noch nicht einmal darüber, ob jemand tatsächlich für andere infektiös (die Hälfte tragen nur noch totes Virusmaterial) oder gar selbst infiziert ist (falsch Positive), handelt es sich demnach nicht um eine *Inzidenz*, sondern nur um eine *Melderate*. Diese Unterscheidung zu machen wäre meines Erachtens auch deshalb wichtig, weil Worte nun einmal Bedeutung haben, und der Begriff »Melderate« klingt weit weniger dramatisch.

Nun könnte man sich nach Betrachtung der genannten Studien und aufgrund der mit der gewöhnlichen Grippe vergleichbaren Infektionssterblichkeit einfach zurücklehnen und abwarten, bis die COVID-19-Pandemie vorüber ist. Schließlich wird auch gegen die jährliche Grippe-Pandemie außer einer freiwilligen Impfung, die aufgrund von Mutationen jedes Jahr aufgefrischt werden muss, nichts weiter getan. Es gibt im Zusammenhang mit der Influenza weder Maskenpflicht noch Lockdowns oder erzwungene soziale Distanzierung. Das ist in Anbetracht der Reaktion auf das Coronavirus erstaunlich, schließlich sterben, wie schon zuvor erwähnt, ebenso viele Menschen jedes Jahr *an* einer Infektion durch Influenza, und wie bei Corona sind die meisten Opfer in der Altersgruppe der über 65-Jährigen zu finden.[33]

Aber Nichtstun ist meiner Ansicht nach keine Option, auch nicht bei COVID-19, denn auch an dieser Krankheit sterben Menschen, wenn auch weniger als weithin propagiert. Doch warum sterben sie? Was ist die Ursache für die schweren und dann auch oft tödlichen Krankheitsverläufe?

Kapitel 2

COVID-19 – Symptom oder Syndrom?

In Endzeiten vermehren sich die Symptome.

Hans Ulrich Bänziger

Die Suche nach dem gemeinsamen Nenner

Ist das Coronavirus tatsächlich ein Killervirus, das laut WHO mit hoher Potenz zuschlägt?[1] Wenn ja, dann ist es schwer zu erklären, dass, wie nun klar geworden sein sollte, ein an sich tödliches Virus für die meisten Infizierten völlig harmlos sein kann. Ist es nur besonders für ältere Menschen ein Killer? Hier ist die Antwort ein eindeutiges Nein, denn wie wir gesehen haben, überleben auch bei den Älteren die meisten eine Corona-Infektion, und wer als älterer Mensch mit Corona stirbt, hatte meist noch viele andere schwere Erkrankungen, die als die tatsächliche Todesursache identifiziert werden können, wie die Beispiele aus Italien und Singapur zeigen. Auch die Zahlen aus Japan bestätigen diese Erkenntnis. Mit nur 0,2 Prozent hat das Land mit der ältesten Bevölkerung eine der niedrigsten COVID-19-Sterberaten weltweit.[2] Wir müssen also woanders nach dem gemeinsamen Nenner suchen, der das Virus für manche Menschen, aber eben nicht für alle, zu einer lebensbedrohlichen Gefahr macht.

Wie sich zeigt, scheint nicht nur mit dem Älterwerden das Risiko eines gefährlichen Krankheitsverlaufes zu steigen, auch mit größerem Bauchumfang hat man häufiger schlechte Karten. Doch reicht dies als Erklärung? Sicherlich nicht, denn selbst bei extremer Fettleibigkeit, also einer Adipositas Grad III mit einem BMI (ein Maß für das Verhältnis des Körpergewichts zur Körpergröße) von über 40, ist laut Studienergebnissen das Sterberisiko durch eine Corona-Infektion gegenüber Normalgewichtigen »nur« verdoppelt.[3] Somit überleben auch die meisten aller (extrem) Fettleibigen eine Corona-Infektion. Ähnliches gilt bei weiteren Risikogruppen für schwere COVID-19-Verläufe, wie Typ-2-Diabetiker, Hypertoniker[4] (Personen mit erhöhtem Blutdruck) oder solchen mit Herzkreislauferkrankungen.[5] Bei all diesen Gruppen ist die Wahrscheinlichkeit eines schweren Verlaufs allerdings ebenfalls nur um das Zwei- bis Vierfache erhöht, was bedeutet, dass diese Vorerkrankungen für sich alleine ebenso wenig wie eine Adipositas als grundlegende Erklärung für schwere COVID-Verläufe ausreichen.

Der gemeinsame Nenner ist somit weder das Alter noch die Körpermaße oder die genannten Vorerkrankungen, zumindest nicht auf den ersten Blick. Um herauszufinden, was alle schweren und meist tödlichen Krankheitsverläufe verbindet, bringen uns diese statistischen Analysen offensichtlich nicht weiter. Das Einzige, was allerdings alle *an* COVID-19 Verstorbenen gemeinsam haben, ist der außergewöhnliche Krankheitsprozess. Wie sich herausstellte, ist die wesentliche Komplikation und auch Haupttodesursache bei schweren

Krankheitsverläufen das sogenannte *Acute Respiratory Distress Syndrome* (ARDS), das akute Lungenversagen.[6]

Pandemie der immunologischen Selbstzerstörung

Normalerweise reagiert ein gesundes Immunsystem auf eine Entzündung mit einer erhöhten Durchlässigkeit der Innenauskleidung (Endothel) der Blutgefäße für Immunzellen, damit diese beispielsweise ins Gewebe eingedrungene Viren abtöten können. Auf eine Gewebeverletzung reagiert es mit einer am Ort des Geschehens erhöhten Gerinnung, um einen Blutverlust zu verhindern. All dies und viele weitere Immunreaktionen werden durch sogenannte Zytokine orchestriert.

> ***Zytokin*** ist der wissenschaftliche Name für einen Botenstoff. Er setzt sich zusammen aus den altgriechischen Wörtern für Zelle, *kýtos*, und Bewegung, *kínēsis*. Zytokine agieren als Boten und übermitteln Informationen zwischen Körperzellen. Infolgedessen werden beispielsweise Immunzellen entweder in Bewegung gesetzt und an den Entzündungsherd gelockt. Manche Zytokine regen Stoffwechselvorgänge in den Zellen an, was beispielsweise dazu führen kann, dass diese weitere Zytokine produzieren.

Zytokin ist allerdings eine allgemeine Bezeichnung für Hunderte verschiedener Botenstoffe und sagt zunächst nichts darüber aus, ob es sich im konkreten Fall um ein entzündungshemmendes (antientzündliches) oder entzündungsförderndes (proentzündliches) handelt. Doch bei einer ungesunden Fehlreaktion setzt das Immunsystem übermäßige Mengen an proentzündlichen Botenstoffen frei. Anstatt das Eindringen und das Vermehren des Virus zu verhindern, bewirken diese eine massive Durchlässigkeit der Blutgefäße. Im Falle eines viralen Angriffs auf das Lungengewebe verursacht dies dessen Anschwellen sowie vermehrte Einblutungen. Zudem steigern die entzündungsfördernden Zytokine die Blutgerinnung in einem Ausmaß, dass Blutgerinnsel entstehen, die dann die Lungendurchblutung erheblich beeinträchtigen. Schwellung, Einblutungen, Blutgerinnsel sowie der ebenfalls durch proentzündliche Zytokine verursachte Umbau des Lungengewebes in Bindegewebe lösen das ARDS aus. Es kann dabei zu einem völligen Lungenfunktionsverlust kommen, der den lebenswichtigen Gasaustausch (Sauerstoff rein, Kohlendioxid raus) verhindert.

Wie man mittlerweile weiß, ist das Coronavirus *nicht* direkt für die Entwicklung des ARDS verantwortlich. ARDS ist vielmehr Folge einer überschießenden und völlig unkontrollierten Reaktion des Immunsystems auf das Virus. Die Wissenschaft bezeichnet diese lebensgefährliche Überproduktion und Freisetzung entzündungsfördernder Botenstoffe (Zytokine) als einen Zytokinsturm.[7]

Ein Zytokinsturm verursacht aber nicht nur das ARDS, also die Zerstörung der Lungenfunktion. Aufgrund der gewaltigen und dadurch oft systemübergreifenden Entzündungsreaktion kann es auch fernab dieses primären Entzündungsherdes (im Fall von Corona, aber auch Influenza die Lunge) zu einer verstärkten Gerinnungsneigung mit Durchblutungsstörungen aufgrund von Blutgerinnseln kommen. Die Folge ist ein Zusammenbruch der Funktion weiterer lebenswichtiger Organe. Dieses Multiorganversagen ist dann ebenfalls Todesursache bei COVID-19. Manche Wissenschaftler sprechen bei diesen besonders heftigen Krankheitsprozessen von einem Zytokin-Hurrikan.[8]

Diese Fehlfunktion des Immunsystems ähnelt einer allergischen Reaktion. Auch dort reicht als Auslöser beispielsweise der Kontakt mit einer Erdnuss. Für die meisten Menschen ist deren Verzehr überhaupt kein Problem, aber bei etwa 0,3 Prozent kommt es durch diese eigentlich harmlose Hülsenfrucht ebenso zu einer völlig überschießenden Immunreaktion, woraufhin enorme Mengen proentzündlicher Zytokine einen tödlichen Schock auslösen können. Auch bei COVID-19 stirbt man nicht am Coronavirus, denn dieses ist schließlich für die meisten Menschen völlig harmlos, sondern an einer fehlgeleiteten Immunantwort beziehungsweise an den Folgen eines Zytokinsturms.[9] Ein im April 2020 erschienener Artikel in *Nature* weist ebenfalls darauf hin, dass »eine innere Fehlfunktion des Immunsystems, die zu chronischen Entzündungen führt, das Risiko einer schweren [Corona-]Infektion erhöht«.[10]

Somit stellt nicht das Virus die eigentliche Gefahr dar, sondern vielmehr das eigene Immunsystem, das, anstatt den Organismus zu schützen, diesen mit Zytokinen bombardiert und im schlimmsten Fall dadurch sogar tötet. Diese Erkenntnis war allerdings keine wirkliche Überraschung. Auch bei SARS-CoV-1 und MERS-CoV, den Vorläufern von Corona, spielte eine überbordende Freisetzung proentzündlicher

Zytokine eine Schlüsselrolle bei den schweren und oft tödlich endenden Krankheitsverläufen.[11] Somit ist ein Zytokinsturm kein spezifisches Phänomen einer Corona-Infektion. Selbst bei der Grippe[12] (und vielen anderen Infektionen), ja sogar bei Autoimmunkrankheiten wie der Multiplen Sklerose[13], ist ein Zytokinsturm Ursache für schwere Verläufe und tödliche Komplikationen. Die Ursache liegt somit im Immunsystem der Betroffenen und nicht in einer Besonderheit des Coronavirus. Eine Erklärung für diese dramatischen Krankheitsverläufe ist stets ein schon vor dem Sturm aus dem Gleichgewicht geratenes Immunsystem, eine chronische Entzündung. Die Gleichung, die es zu verstehen gilt und die uns weiter Richtung kausaler Prävention und Therapie bringt, muss also lauten:

Chronische Entzündung + Virus = Zytokinsturm
= schwerer Verlauf + eventueller Tod

Wenn diese Gleichung stimmt, dann ist das Verhindern oder das Stoppen einer chronischen Entzündung der entscheidende Schritt zur Prävention eines schweren COVID-19-Verlaufs, ebenso wie von COVID-20, -21 etc. oder einer tödlichen Grippe, wie wir noch besprechen werden. Auch nahezu alle Zivilisationskrankheiten könnten so ihren Schrecken verlieren, denn auch bei diesen ist eine chronische Entzündung, die dann bei Corona-Infektion eskalieren kann, Treiber des Krankheitsgeschehens. Hiermit haben wir also einen und sehr wahrscheinlich sogar den zentralen gemeinsamen Nenner gefunden, den man zur Krankheitsprävention nutzen kann. Denn eine chronische Entzündung kommt nicht aus dem Nichts. Sie ist bei den meisten Menschen Resultat des westlichen Ernährungsstils.[14] Aber auch bei immer noch zu vielen Menschen Folge einer chronischen Mangelernährung aufgrund von Armut, die es auch in eigentlich reichen Nationen gibt.[15]

Die beiden Hauptursachen für ein fehlgesteuertes und überreagierendes Immunsystem sind:

1. Ein chronischer Mangel an essenziellen Mikronährstoffen.[16]
2. Eine chronisch erhöhte Zufuhr von Zucker[17] und ungesunden Fettsäuren.[18]

Chronische Fehlernährung als Anfangspunkt einer Kausalkette, die über chronische Entzündungen letztendlich in einem Zytokinsturm enden kann, wäre eine Erklärung für die erhöhte Sterberate in *allen* COVID-19-Risikogruppen. Ein Mangel an essenziellen Mikronährstoffen ist überdurchschnittlich häufig bei älteren Menschen[19], aber eben auch bei Menschen mit Adipositas[20], chronisch erhöhtem Blutdruck[21], Herzkreislauferkrankungen[22] oder Diabetes[23], bei denen eine relative Überernährung mit Zucker und ungesunden Fettsäuren das Problem leider noch verschärft.

Doch bevor wir uns dieser Problematik und ihrer Lösung ausführlicher widmen, gilt es zunächst einmal zu beleuchten, wie Ernährungsfehler diese »Pandemie der immunologischen Selbstzerstörung«, wie man die COVID-19-Pandemie aufgrund dieser Erkenntnisse eigentlich nennen müsste, verursachen.

Kapitel 3

Leichte Brise, Sturm oder Hurrikan?

Sie säen Wind und werden Sturm ernten.

Prophet Hosea

Das Yin und Yang biologischer Systeme

Wenn wir verstehen wollen, wie das Immunsystem außer Kontrolle geraten und uns selbst angreifen kann, anstatt uns zu verteidigen, benötigen wir ein Verständnis dafür, wie es sich natürlicherweise reguliert. Ganz grundsätzlich betrachtet, unterscheidet es sich nicht von anderen biologischen Systemen, ja noch nicht einmal von einem technischen wie beispielsweise der Wärmeregulation in einem Haus. Jedes System ist äußeren und oft auch inneren Einflüssen ausgesetzt, die es aus der Balance bringen können. Nur wenn das System auf diese adäquat reagiert, kann es wieder ins Gleichgewicht kommen. Scheint beispielsweise die Wintersonne durchs Fenster, steigt die Wohnungstemperatur. Dies registrieren Thermostate (in diesem Fall von innen) und regeln, sobald eine zuvor eingestellte obere Temperatur überschritten wird, die zentrale Heizung herunter. Sinkt die Sonne, sinkt mit ihr auch die Temperatur in der Wohnung. Sobald dadurch eine zuvor eingestellte untere Temperatur unterschritten wird, regulieren die Thermostate die Heizung wieder hoch. Die beiden gegensätzlichen Signale der Thermostate an die Heizung, sich an- oder auszuschalten, sorgen für die kreisförmige Veränderung, das abwechselnde Steigen und Sinken der Raumtemperatur, das, über die Zeit betrachtet, schematisch als Welle erscheint. Um für unser Wohlbefinden zu sorgen, kreist die Temperatur somit immer um einen Zielwert, den man tatsächlich als Mittelpunkt eines Kreises sehen kann, wie die folgende Abbildung illustriert.

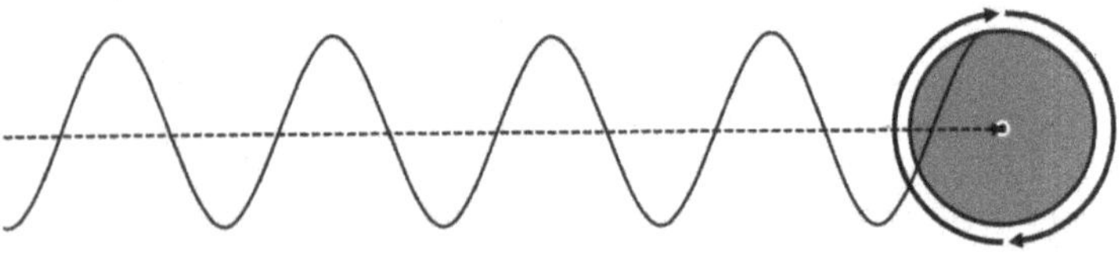

Kreisförmige Wellen eines regulierten Systems.
Eine mittels Thermostat und Heizung regulierte Raumtemperatur verändert sich wellenförmig um die Zieltemperatur herum (gestrichelte Linie beziehungsweise Kreismittelpunkt).

Auch unser Immunsystem hat die Aufgabe, für unser ständiges Wohlbefinden zu sorgen beziehungsweise Sicherheit vor gesundheitsgefährdenden Eindringlingen zu gewährleisten. Dazu patrouillieren unsere Immunzellen ständig durch unseren gesamten Organismus und greifen eindringende Mikroorganismen und Viren an, bevor sie größeren Schaden anrichten können. Zum Erhalt unserer körperlichen Integrität arbeitet unser Immunsystem nach dem gleichen

»kybernetischen«, also steuernden Prinzip wie ein Thermostat. Um unser Wohlbefinden zu gewährleisten, muss es dazu fähig sein, einen Angriff zu starten (sozusagen Heizung an), aber ebenso in der Lage sein, sobald die Gefahr beseitigt ist, diesen zu beenden (entsprechend Heizung aus). Da wir ständig mit Bakterien und Viren in Kontakt kommen, kreist das An- und Abschalten der immunologischen Abwehrkräfte ebenfalls ständig um einen Punkt, den wir Gesundheit nennen.

Ein praktisches Beispiel für diese Zusammenhänge liefert uns ein Holzsplitter, der sich in die Haut eines Fingers gebohrt hat. Zunächst erzeugt er Schmerz, der das »System Mensch« dazu bringt, sein Tun zu unterbrechen, die Ursache ausfindig zu machen und im Idealfall den Eindringling zu entfernen. Aber selbst wenn dies vollständig gelingt, bleiben ein Gewebeschaden und viele Keime zurück, die mit dem Splitter die Hautbarriere überwinden konnten und nun in der Wunde sitzen. Dieses Problem zu lösen ist nun die Aufgabe des Immunsystems. Wie ein Thermostat hat es schon längst eine Veränderung registriert, nicht eine der Temperatur, aber eine des Gewebes. Wie ein Hai, der Blut riecht, erkennen Immunzellen über Rezeptoren auf ihrer Oberfläche herumtreibende Zelltrümmer und bewegen sich auf diese zu. Am Ort des Geschehens angekommen, setzen sie nun mithilfe von Zytokinen eine lokale Entzündung in Gang. Wohlgemerkt: Nicht der Splitter oder die daran haftenden Keime lösten die Entzündung aus, sondern erst die Reaktion des Immunsystems. Dabei lassen sich fünf Leitsymptome (Kardinalsymptome) beobachten, und sie alle werden durch proentzündliche Botenstoffe (Zytokine) orchestriert:

1. Rötung (Rubor): Aufgrund der Gewebsschädigung setzen patrouillierende Immunzellen am Ort des Geschehens Zytokine frei, die den Blutfluss zum Infektionsherd erhöhen, damit weitere Zellen des Immunsystems diesen schnell und in großer Anzahl erreichen. Infolge der erhöhten Durchblutung tritt in diesem Bereich eine Rötung auf.
2. Schwellung (Tumor): Das entzündete Gewebe schwillt an, weil wiederum bestimmte Zytokine dafür sorgen, dass die feinen Blutgefäße (Kapillaren) um das geschädigte Gewebe durchlässiger werden, damit weitere Immunzellen leichter den »Tatort« erreichen können.
3. Wärme (Calor): Der Entzündungsherd ist aufgrund der gesteigerten Durchblutung auch wärmer als seine Umgebung. Das unterscheidet in der Regel den Tumor einer Entzündung von anderen Tumoren.
4. Schmerz (Dolor): Weitere Zytokine sind auch für den anhaltenden Schmerz der entzündeten Stelle verantwortlich, selbst wenn die primäre Ursache (in unserem Beispiel der Splitter) längst beseitigt wurde. Dieser Schmerz hat die Funktion, dass das System Mensch den Bereich schont und nicht noch weiter verletzt, bis dieser wieder gesundet ist.
5. Funktionsverlust (Functio laesa): Aufgrund von Schwellung und Schmerz kann das entzündete Organ seine normale Funktion nicht erfüllen.

Sobald das Immunsystem diese initialen Reaktionen eingeleitet hat, bauen eingedrungene Immunzellen, insbesondere große (Makrophagen, von altgriechisch *phagein* für essen) und kleine Fresszellen (Phagozyten), die zu den weißen Blutkörperchen (Leukozyten, von altgriechisch *leukós* für weiß) gehören, das zerstörte Gewebe ab, indem sie sich die toten Zellen einverleiben und sie verdauen. Um die eingedrungenen Keime (Bakterien und Viren) kümmern sich die »natürlichen Killerzellen«. Sie gehören ebenfalls zu den weißen Blutkörperchen und bilden die erste Abwehrlinie bei Angriffen von außen und innen.

Natürliche Killerzellen (NK) bilden die erste Verteidigungslinie einer effektiven Immunabwehr. Sie sind die Zentrale des sogenannten angeborenen Immunsystems.[1] NK unterscheiden zwischen »Selbst« und »Fremd« – sie töten alles, was nicht zu uns gehört. Dazu gehören auch virusinfizierte oder entartete Körperzellen, die entweder Viren oder bösartige Tumore bilden würden.[2] Sie spielen eine entscheidende Rolle bei Infektionsabwehr und Krebsprävention. Wenn also ein neues Virus wie Corona bei Infektion nur eine Brise verursacht, verdanken wir dies den NK. Die zweite Verteidigungslinie ist das sich anpassende Immunsystem. Es lernt, sich an das spezielle Virus zu erinnern. Bei einer erneuten Infektion wird der Eindringling durch Antikörper erkannt und so die Abwehr verstärkt. Antikörper sind im Blut zirkulierende Proteine, die unser Immunsystem gezielt gegen bestimmte Viren herstellt. Sie binden sich an das Virus und machen es dadurch unschädlich. Allerdings ist diese zweite Verteidigungslinie, die auch bei der Immunisierung (also einer Impfung) genutzt wird, unfähig, ein neues Virus oder eine Variante des früheren Virus zu bekämpfen, falls diese sich in dem Bereich, den die Antikörper zu erkennen gelernt haben, durch sogenannte »Escape-Mutationen« verändert haben. Unser Leben ist also auch bei neuen Coronaviren, falls sie durch Mutation den Immunisierungsschutz umgehen, zunächst von den NK abhängig. Allerdings weiß man inzwischen, dass auch NK fähig sind, sich an Viren zu erinnern.[3] Deshalb ist die Trennung zwischen angeborenem und sich anpassendem Immunsystem nicht mehr so eindeutig, wie man bisher glaubte.

Nachdem die Fresszellen und natürlichen Killerzellen ihre Aufräumarbeiten beendet haben, beginnen die Reparaturarbeiten. Auch diese werden von den Immunzellen mithilfe einer Vielzahl von Zytokinen gesteuert. Nahezu zeitgleich wird die Entzündungsreaktion durch weitere, antientzündlich wirkende Zytokine beendet.

Das Beispiel mit dem Holzsplitter illustriert die zeitliche Zusammenarbeit von pro- und antientzündlichen Zytokinen und verdeutlicht, dass wir die ausgewogene Funktion *beider* Klassen von Botenstoffen benötigen, um ein gesundes Gleichgewicht wiederherzustellen beziehungsweise aufrechtzuerhalten. Ohne Entzündung gibt es keine Heilung. Dieses Zusammenwirken gegensätzlicher Kräfte zum Wohl des Ganzen lässt sich sehr gut durch das Yin-Yang-Symbol veranschaulichen.

Zwei scheinbar gegensätzliche Funktionen, im Fall des Immunsystems repräsentiert durch pro- und antientzündliche Zytokine, gewährleisten auf diese Weise ein gesundes Gleichgewicht, trotz ständiger Einflüsse von außen, die es zu

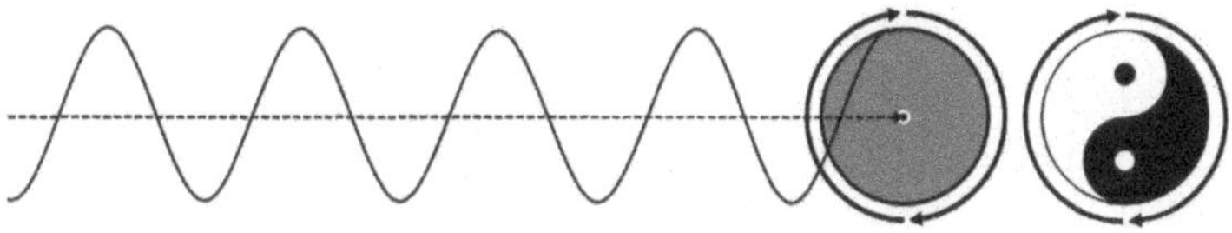

Das Yin und Yang regulierter Systeme.
Proentzündliche Botenstoffe (Pfeil nach oben) und antientzündliche Botenstoffe (Pfeil nach unten) arbeiten in der Regel etwas zeitlich versetzt, aber aufeinander abgestimmt, um unsere Gesundheit zu erhalten. Für diese Art der Interaktion zweier gegensätzlicher Kräfte, die im Gleichgewicht (in gleicher Stärke) agieren, um dauerhaft Stabilität zu erzeugen, erfand die chinesische Philosophie die bekannte Yin-und-Yang-Symbolik.

kippen drohen. Dieses selbstregulierende Prinzip ist an sich einfach zu verstehen. Es würde jedoch kompliziert werden, wollte man die unzähligen pro- und antientzündlichen Zytokine benennen und alle ihre Interaktionen beschreiben. Dies würde nicht nur den Rahmen dieses Buches sprengen, es ist auch nicht notwendig, denn wir müssen keine fehlenden Zytokine selbst herstellen oder überschüssige entfernen, damit unser Immunsystem funktioniert. Zu eventuell notwendigen Korrekturen ist unser Organismus alleine fähig, wenn wir ihm nur alles geben, was er dazu benötigt, beziehungsweise wenn wir ihn nicht dabei behindern. Dieses grundlegende Verständnis der Selbstregulation lässt sich auch auf alle anderen biologischen Systeme anwenden, wie beispielsweise den Blutdruck, die Blutgerinnung oder die Atmung, um an dieser Stelle nur ein paar weitere zu nennen. Wie es unser Immunsystem schafft, die Balance zwischen den gegensätzlichen Kräften beziehungsweise Klassen von Zytokinen aufrechtzuerhalten, zeigt das Beispiel von Omega-3- und Omega-6-Fettsäuren, die als Ausgangsstoffe zahlreicher Zytokine dienen. An ihrem Beispiel lassen sich viele praktische Erkenntnisse ableiten, die für unser Leben von großer Bedeutung sind. Wie die folgende Grafik illustriert, synthetisiert unser Organismus proentzündliche Zytokine aus Omega-6-Fettsäuren und eine ebenso lange Reihe antientzündlicher Zytokine aus Omega-3-Fettsäuren.

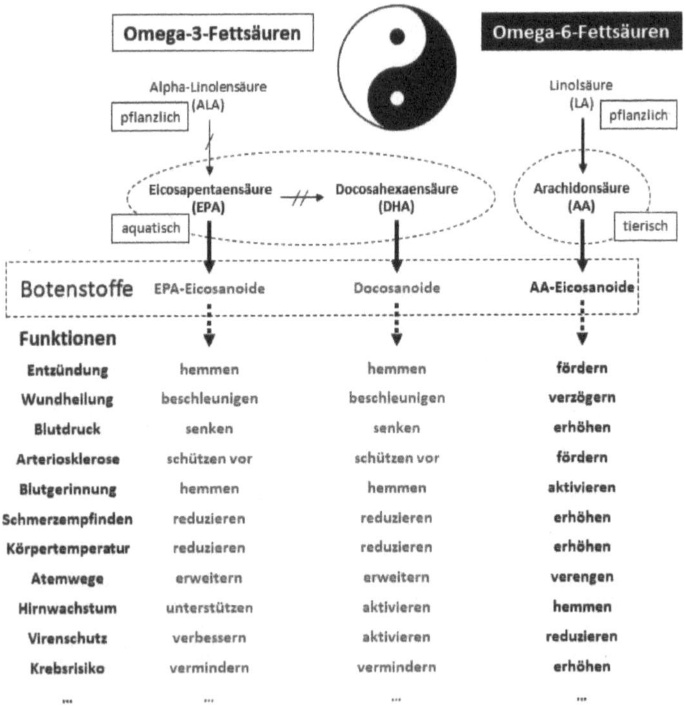

Das Yin und Yang der Omega-3-/Omega-6-Fettsäuren und der aus ihnen abgeleiteten Botenstoffe (Zytokine).

Wie in der Grafik zu erkennen ist, produziert unser Organismus O3-Zytokine (EPA-Eicosanoide und Docosanoide) aus den beiden Omega-3-Fettsäuren EPA (Eicosapentaensäure) und DHA (Docosahexaensäure). Sie werden auch aquatische Omega-3-Fettsäuren genannt, weil sie in hoher Konzentration in Fisch und Meeresfrüchten enthalten sind. Entsprechend produziert unser Organismus O6-Zytokine aus der Arachidonsäure (AA), die vor allem in Fleischwaren zu finden ist. Wie ebenfalls zu sehen ist, können wir die aquatischen Omega-3-Fettsäuren nur sehr begrenzt aus Alpha-Linolensäure (ALA), einer pflanzlichen Omega-3-Fettsäure, herstellen. So ist die Umwandlung von pflanzlicher ALA in EPA nicht sonderlich gut (dünner, einfach durchgestrichener Pfeil in der obigen Abbildung) und die in DHA (dünner, doppelt durchgestrichener Pfeil) noch schlechter.[4] Der Grund dafür liegt in unserer evolutionsbiologischen Historie als *Fischer* und Sammler[5], weshalb wir bei der Versorgung mit den essenziellen Omega-3-Fettsäuren EPA und DHA auf aquatische Quellen wie Fisch, Meeresfrüchte oder Algenöl (dazu später mehr) angewiesen sind.

Fischer und Sammler. Unsere altsteinzeitlichen Urahnen konnten ihren Bedarf an aquatischen Omega-3-Fettsäuren nur decken, weil sie in Meeresnähe oder an See- und Flussufern lebten. Hier müssen wir bezüglich des Beginns unserer Evolution umdenken, wie die auf Vor- und Frühgeschichte spezialisierte Wissenschaftsjournalistin Ann Gibbons es zusammenfasst: »Illustrationen von unseren menschlichen Vorfahren zeigen üblicherweise stämmige Jäger, die Wildtiere nach Hause bringen, die Fleisch mit Steinwerkzeugen zerteilen und die Savanne nach Kadavern absuchen. Ein akkurateres Bild wäre eines von Fischern – und Fischerinnen –, die durch ruhige Seen waten und bedächtig das Ufer nach Fischen, Eiern von Seevögeln, Muscheln und anderen marinen Nahrungsmitteln durchkämmen.«[6] Dem stimmen auch Ernährungsexperten vom Imperial College in London zu: »Die Hypothese, dass die menschliche Evolution ihren Vorteil aus der marinen Nahrungskette zog, ist durch fossile Beweise unwiderlegbar untermauert.«[7]

Die pflanzliche Linolsäure (LA, nicht zu verwechseln mit der oben genannten ALA), eine Omega-6-Fettsäure, die man in hoher Konzentration beispielsweise in Sonnenblumen- und Maiskeimöl findet, können wir hingegen aufgrund unserer prähistorischen Vergangenheit als Fischer und Sammler recht gut in die höherwertige Arachidonsäure umwandeln (dicker Pfeil in der obigen Abbildung). Diese kommt wiederum in aquatischen Quellen nur in geringer Konzentration vor. Der Organismus des Fischers und *Sammlers* war daher darauf angewiesen, pflanzliche Quellen dafür zu nutzen, und das gelingt uns immer noch sehr gut.

Wie in der obigen Grafik zu sehen ist, haben bezüglich der verschiedenen Körperfunktionen O3-Zytokine aus den beiden aquatischen Omega-3-Fettsäuren stets gegenteilige Effekte zu den O6-Zytokinen aus Arachidonsäure. Deshalb ist es wichtig, über die Ernährung ein ausgewogenes Verhältnis von einem Teil Omega-3- zu ein bis zwei Teilen

Omega-6-Fettsäuren zu sich zu nehmen, wobei der Omega-3-Teil aus den genannten aquatischen Fettsäuren bestehen muss. Diese Notwendigkeit lässt sich anhand des ursprünglichen Beispiels mit dem Holzsplitter erklären. Die Entzündungsreaktion wird zunächst durch O6-Zytokine eingeleitet. Sie koordinieren das Immunsystem dabei, zerstörtes Zellgewebe zu entfernen und eventuell eingedrungene Mikroorganismen abzutöten. Danach sind O3-Zytokine nötig, um die Entzündungsreaktion zu beenden und die komplexen Reparaturmaßnahmen zwischen Immun-, Bindegewebs- und Hautzellen aufeinander abzustimmen. Wir benötigen zum Erhalt unserer körperlichen Integrität und letztendlich unserer Gesundheit deshalb immer pro- und antientzündliche Zytokine in einem ebenfalls gesunden Verhältnis!

Chronische Entzündung: zu wenig Yin und zu viel Yang

Bei einer ausgewogenen Ernährung mit Omega-3- und Omega-6-Fettsäuren kreisen pro- und antientzündliche Aktionen des Immunsystems gleichwertig um einen gesunden Mittelwert (gestrichelte Linie in der folgenden Grafik).

Doch heutzutage nehmen viele Menschen AA (Arachidonsäure) hochkonzentriert in Fleisch und Wurst aus der Massentierhaltung zu sich. Zudem sind viele Pflanzenöle extrem reich an LA, was aufgrund der guten Umwandlung die AA-Werte noch weiter in die Höhe treibt. Nehmen wir also bei der modernen westlichen Ernährung zu viel Omega-6-Fettsäuren

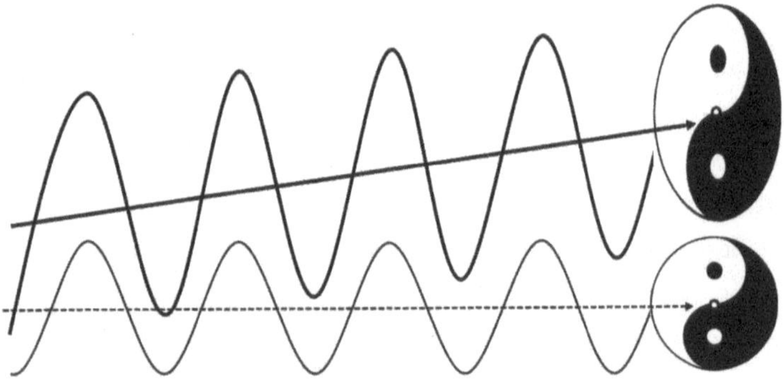

Chronische Entzündung infolge eines Ungleichgewichts pro- und antientzündlicher Zytokine.

und zu wenig aquatische Omega-3-Fettsäuren zu uns, überwiegen die entzündungsförderlichen Kräfte. Dies alles hat zur Folge, dass sich die Achse des Kreises verschiebt in Richtung proentzündlich (in der Abbildung: durchgezogener Pfeil mit einer Tendenz nach oben) und das Yin-Yang-Symbol sich nach oben dehnt – es kreist nicht mehr, sondern »eiert«, und das ist alles andere als gut: Durch sich selbst verstärkende Rückkopplungen laufen Entzündungen vehementer und länger ab als nötig. Wir befinden uns in einem Prozess chronischer Entzündungen, die auf Dauer in Herzkreislauferkrankungen, Demenz oder Krebs enden. Aber auch die Wundheilung ist gestört, die Atemwege sind verengt, das Blut neigt verstärkt zu Gerinnung, was die Entstehung von Blutgerinnseln fördert, und sogar der Virenschutz ist reduziert, um nur einige nachteilige Effekte zu nennen, die dann zum Beispiel eine Corona-Infektion dramatischer ablaufen lassen.

An dieser Stelle möchte ich aber noch einmal betonen, dass diese ungünstige Situation in Bezug auf Corona oder jede andere virale Erkrankung zur Vermutung Anlass geben könnte, Omega-6-Fettsäuren seien grundsätzlich schlecht und Omega-3-Fettsäuren grundsätzlich gut. Das wäre eine falsche Interpretation. Alle unsere Körpersysteme benötigen, um zu funktionieren, sämtliche Klassen von Zytokinen (dazu gehören auch viele weitere, die nicht aus den Omega-3- und Omega-6-Fettsäuren abgeleitet sind) und damit auch eine ausreichende Versorgung mit allen dafür notwendigen, essenziellen Baustoffen und Co-Faktoren, wie zum Beispiel mit essenziellen Spurenelementen. Es gibt kein Gut oder Schlecht, nur ein Zuviel oder ein Zuwenig oder eben ein ungünstiges Verhältnis zueinander. So ist es unserer modernen westlichen Ernährung geschuldet, dass wir durch viel zu viel Fleisch, Wurst, fettreichen Milchprodukten und Omega-6-reichen Pflanzenölen einen hohen Omega-6-Index haben (dieser Index ist die relative Konzentration an AA in Zellmembranen wie denen der roten Blutkörperchen). Zugleich haben wir aber auch einen zu niedrigen Omega-3-Index, weil wir zu wenig aquatische Omega-3-Fettsäuren zuführen. Zusammen sorgt dies für einen ungesunden Omega-6-/Omega-3-Quotienten, (kurz O6/O3-Quotient). Dieser liegt aufgrund unserer modernen westlichen Ernährung im Mittel anstatt bei eins bis zwei bei zwanzig und damit in einem höchst ungesunden Bereich.[8]

Das enorme Missverhältnis führt aber vor allem zu einer chronischen Entzündungsneigung, die bei zusätzlicher Reizung, wie durch einen an sich recht harmlosen viralen Infekt, eine überschießende Reaktion zur Folge haben kann. Ein ungünstiger O6/O3-Quotient ist somit von großer Bedeutung für die Entwicklung einer Vielzahl sogenannter

Zivilisationskrankheiten und eben auch für einen potenziell gefährlichen Verlauf einer Corona-Infektion (dazu später mehr). Man könnte nun annehmen, dass es genügen würde, durch eine Anpassung der Ernährung den O6/O3-Quotienten zu korrigieren. Aber leider ist dies nur ein Beispiel für sehr viele gesundheitliche Probleme, die unsere mittlerweile sehr artfremde Lebens- und Ernährungsweise mit sich bringt und die einen Zytokinsturm ebenfalls wahrscheinlicher machen. Ich werde auf diese im Weiteren noch ausführlich eingehen.

Selbsttötung statt Selbstverteidigung

»Abhängig von der Menge an Zytokinen, die als Ergebnis der durch SARS-CoV2 hervorgerufenen immunologischen Aktivierung freigesetzt werden, konnten drei wichtige klinische Erscheinungsbilder identifiziert werden: *mild*, beschrieben als *leichte Brise*, *schwerwiegend* als *Sturm* und *kritisch* als *Hurrikan*«, erklären Immunspezialisten der Universität von Padua in Italien.[9] Man kann sich schon allein am Beispiel einer fehlerhaften Ernährung mit zu viel Omega-6-Fettsäuren und zu wenig Omega-3-Fettsäuren leicht vorstellen, wie unser Immunsystem infolge einer erhöhten Produktion und Ausschüttung von proentzündlichen und einer verminderten Produktion und Ausschüttung von antientzündlichen Botenstoffen in eine chronische Entzündungslage gebracht wird und wie diese bei einem Infekt eskaliert.

So schreibt auch Pierre Miossec, Immunologe an der Universität von Lyon in Frankreich, in seinem Übersichtsartikel mit dem Titel »Den Zytokinsturm bei COVID-19 verstehen:

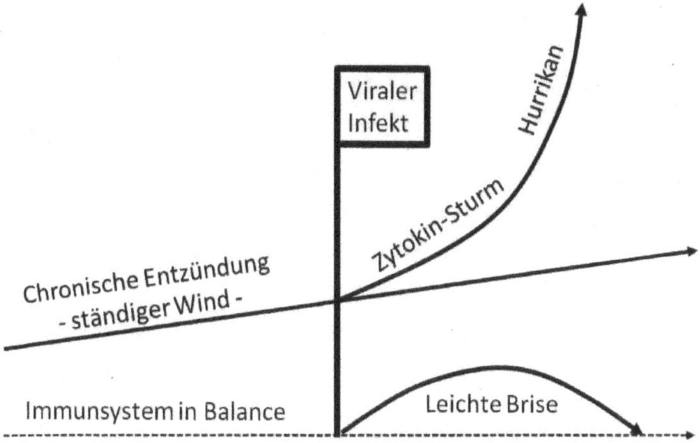

Leichte Brise oder Sturm?
Indem wir durch Fehlernährung eine chronische Entzündungslage schaffen, erhöhen wir die Wahrscheinlichkeit eines Zytokinsturms, der sich dann sogar zum Hurrikan entwickeln kann.

Beitrag bereits bestehender chronischer Entzündungen«, dass »der Zytokinsturm bei schweren COVID-19-Verläufen eher aus der Entzündung resultiert als aus dem Virus selbst«.[10] Somit ist COVID-19 kein eigenständiges Krankheitsbild, sondern vielmehr ein weiteres Symptom einer mangelhaften Ernährung, die einen immer größeren Teil der Menschheit betrifft. Im Extremfall beziehungsweise auf Dauer bedarf ein derart überreiztes Immunsystem nur noch eines an sich harmlosen Infektes, um einen Sturm zu entfachen. Zur Info: Das Coronavirus dockt bei einer Infektion auf der Oberfläche von Körperzellen an einen Rezeptor an, der normalerweise das Immunsystem in Richtung antientzündlich lenkt. Dadurch büßt dieser seine Funktion ein.[11] Dieses

Andocken ist deshalb sehr wahrscheinlich der berüchtigte Tropfen, der das Fass zum Überlaufen bringt.

Ein chronischer Mangel an essenziellen Mikronährstoffen oder ein chronischer Überschuss an proentzündlichen Nahrungsbestandteilen verursachen eine chronische Entzündungslage. Diese erhöht die Wahrscheinlichkeit eines *akuten* Zytokinsturms, ist aber auch wesentliche Ursache *chronischer* Krankheiten wie Diabetes[12], Bluthochdruck[13], Arteriosklerose und damit Herzinfarkt und Schlaganfall[14] sowie auch vieler Formen von Demenz[15] und Krebs[16]. Chronische Entzündungen sind sogar mitverantwortlich für den weltweiten Anstieg der Fettleibigkeit.[17] COVID-19 weist somit auf vermeidbare Fehler in unserer Ernährung hin, die für viele Krankheiten verantwortlich sind, an denen weltweit und tagtäglich noch weitaus mehr Menschen sterben. Aus diesem Grund sollten wir meines Erachtens die Chance nutzen, auf die uns die COVID-19-Pandemie hinweist: das Problem der chronischen Fehlernährung ein für allemal zu beheben.

Einsicht ist der erste Schritt zur Selbstverteidigung

Aus der Erkenntnis, dass ein durch falsche Ernährung fehlgeleitetes Immunsystem zum Zytokinsturm neigt, ergibt sich ein gewaltiger Vorteil im Kampf gegen die COVID-19-Morbidität (Erkrankungswahrscheinlichkeit) und -Mortalität. Schließlich ist eine Korrektur von Mängeln an essenziellen Mikronährstoffen schon innerhalb weniger Wochen möglich, eine Reduktion von proentzündlichen Nahrungsmitteln sogar sofort. Und dies ist sehr wahrscheinlich auch der einzig gangbare Weg, um das Corona-Problem ursächlich und damit grundlegend und langfristig zu lösen. Denn aufgrund einer Vielzahl von Faktoren wird es eine Herdenimmunität (siehe Infokasten) sehr wahrscheinlich nicht geben, und damit wird sich die weitverbreitete Hoffnung, durch die weltweiten Impfkampagnen und nach vielen überstandenen Infektionen die Pandemie in den Griff zu bekommen, nicht erfüllen.

Zerplatzende Hoffnung: Herdenimmunität. Die zu Beginn der COVID-19-Pandemie alles überragende Hoffnung war, dass sich das Virus nicht mehr in bedrohlichem Maße verbreiten könne, wenn nur genügend Menschen (etwa 60 bis 70 Prozent) weltweit immun wären (entweder durch Impfung oder nach überstandener Infektion). Doch inzwischen ist klar, dass diese Herdenimmunität nicht zu erreichen ist. Die Wissenschaftsjournalistin Christie Aschwanden liefert in ihrem Artikel, der in der *Nature* erschien, insgesamt »fünf Gründe, warum eine COVID-Herdenimmunität wahrscheinlich unmöglich ist«.[18] Dabei zeichnet sie ein Stimmungsbild weltweit führender Immunologen und Epidemiologen (Seuchenspezialisten) und ergänzt: »Selbst wenn die Impfbemühungen in vollem Umfang durchgeführt werden, scheint die theoretische Schwelle für die Überwindung von COVID-19 unerreichbar zu sein.« Hier die Gründe: 1) Niemand weiß, ob Impfung die Verbreitung des Virus stoppen kann. Zum einen ist der Impfschutz nicht hundertprozentig. Selbst relativ junge Beschäftigte im US-amerikanischen Gesundheitssystem sind nach Impfung noch potenziell infektiös.[19] Zum anderen gibt es selbst bei COVID-19-Genesenen Reinfektionen, die, wie man inzwischen weiß, dann sogar schwerer verlaufen können als die erste Infektion.[20] 2) Nicht in allen Nationen wird mit gleicher Effizienz geimpft. 3) Mutationen des Virus könnten den Impfschutz umgehen (ähnlich wie bei Influenza[21]). So hatte man aufgrund der zu Anfang hohen Durchseuchung in Brasilien geglaubt, im Oktober 2020 eine Corona-Herdenimmunität erreicht zu haben, da die Infektionszahlen in Manaus ab Mai 2020 zurückgingen.[22] Doch mittlerweile steigen sie aufgrund einer Virus-Variante (P1) wieder, die durch Mutationen den Virusschutz durch die vorherige Corona-Infektion umgeht. Ein vergleichbarer Effekt ist bei der Immunität nach Impfung zu erwarten.[23] Alle neuen Fälle von COVID-19 im Januar 2021 in Manaus gingen auf P1 zurück. 4) Immunität, selbst wenn sie einmal erfolgreich aufgebaut wäre, hat ein Verfallsdatum. 5) Menschen mit vermeintlichem Impfschutz kehren in der Regel zu ihrem früheren Verhalten zurück, obwohl sie wieder infektiös sein könnten. Auch wenn das Infektionsrisiko durch die Impfung deutlich reduziert wird, ist diese Reinfektion vor allem für die Hochrisikogruppen (chronisch fehlernährte oder schwer vorerkrankte Personen), die aufgrund ihres weiterhin dysfunktionalen Immunsystems keinen ausreichenden Impfschutz aufbauen, ein Problem. Ein weiterer Grund, weshalb es mindestens genauso wichtig wäre, zumindest bei diesen Hochrisikogruppen für ein gesundes Immunsystem zu sorgen, besser wäre es jedoch bei allen.

Nach Meinung von Stefan Flasche, Impfstoffexperte und Epidemiologe an der London School of Hygiene & Tropical Medicine, ist es angesichts dessen, was bisher über COVID-19 bekannt ist, »eher unwahrscheinlich, dass die Herdenimmunität allein durch Impfstoffe erreicht wird«. Es sei somit Zeit für realistischere Erwartungen.[24] Flasche nennt die Impfstoffe gegen Corona zwar eine absolut erstaunliche Entwicklung, aber es sei seiner Meinung nach kaum möglich, dass damit die Ausbreitung vollständig gestoppt werde. »Deshalb«, so Flasche, »müssen wir uns überlegen, wie wir mit dem Virus leben können.«

Das bedeutet aus meiner Sicht, dass wir nicht umhinkommen, unser Immunsystem wieder in die Lage zu versetzen, auf virale Angriffe angemessen beziehungsweise auf gesunde Weise reagieren zu können. Hier spielen vor allem die natürlichen Killerzellen eine Hauptrolle, da sie *jedes* Virus attackieren, also auch diejenigen, die durch Mutation eine Immunisierung umgehen. Dass unser Immunsystem eigentlich genau dazu sehr gut in der Lage wäre, sollte niemanden überraschen. Schließlich tat es das schon seit Jahrmillionen auch ohne Impfungen und mit großem Erfolg, sonst würde es die heutige Menschheit nicht geben. Wir sollten es nur nicht daran hindern!

Auch das Argument, dass die älteren Mitbürger einen besonderen Virenschutz benötigen beziehungsweise anders behandelt werden müssten (Stichwort: soziale Isolation), weil sie keine ausreichende natürliche Abwehr aufbauen können, ist durch die sogenannte »Evolution der Großmutter« (siehe Infokasten) widerlegt.[25] Nach dieser gut belegten Theorie ist es keine Konsequenz unseres modernen Lebensstils, ein hohes Lebensalter erreichen zu können, sondern Teil unseres genetischen Potenzials, auf das hin uns die Evolution über Jahrtausende selektiert hat. Und dieses Potenzial ermöglicht auch eine gute Immunabwehr bis ins hohe Alter.

Evolution der Großmutter. Umfassende Analysen von Geburtsregistern und Kirchenbüchern des vorletzten Jahrhunderts ergaben, dass in denjenigen Familien, in denen Großmütter überdurchschnittlich alt wurden, nachweislich mehr Enkel das Erwachsenenalter erreichten als in Familien, in denen die Großmütter früh verstarben: Pro zehn Jahren des Großmutterdaseins erreichten im Durchschnitt zwei Enkel mehr das Erwachsenenalter.[26] Dafür gibt es mehrere Gründe. So ermöglichte die Langlebigkeit es der Großmutter, ihre Erfahrungen und ihr Wissen weiterzugeben und bei der Pflege und Erziehung ihrer Enkel zu helfen. Auf diese Weise erhöhte sie indirekt ihre Chance, ihr Erbgut erfolgreich an viele Enkel weiterzugeben, auch wenn sie selbst schon lange unfruchtbar war (bei unseren nächsten Verwandten im Tierreich, den Schimpansen, gibt es das nicht, die Weibchen sterben kurz nach Eintritt der Menopause). Diese einzigartige genetische Anpassung fand schon sehr früh in der Evolution des Menschen statt, womöglich schon vor mehr als zwei Millionen Jahren.[27] Langlebigkeit ist sicherlich kein Artefakt unserer heutigen Zivilisation, zumal sie auch in noch existierenden Wildbeutergesellschaften zu beobachten ist. Diese haben zwar eine geringe durchschnittliche Lebenserwartung von nur 30 bis 37 Jahren, was aber der hohen Kindersterblichkeit geschuldet ist.[28] Wer von ihnen die Kindheit überlebt, wird auch ohne Zugang zu moderner Medizin nicht selten über 80 Jahre alt.

Die außerordentliche Langlebigkeit der Großmutter über die eigene Fruchtbarkeit hinaus entpuppte sich als wichtiger Selektionsvorteil im Überlebenskampf und wurde auch zum Treiber unserer Intelligenzentwicklung, da sie schon sehr früh in der menschlichen Historie eine außerordentlich lange Entwicklungszeit des Nachwuchses erlaubte, aber auch die Möglichkeit bot, selbst einen reichen Erfahrungsschatz aufzubauen.[29] Da sich Langlebigkeit als vorteilhaft erwies, ist auch das Potenzial, bis ins hohe Alter gesund zu sein, ein wichtiger Teil derselben genetischen Selektion. Deshalb sind Konzepte wie das »Inflammaging« (siehe folgenden Infokasten) nur ein Versuch, die eigentlichen Ursachen für z. B. schwere Corona-Infektionsverläufe bei älteren Menschen auf ihr Alter zu schieben.[30]

Inflammaging oder Inflahavior? Als der italienische Immunologe Claudio Franceschi das Kunstwort *Inflammaging* aus Entzündung (*inflammation*) und Alter (*aging*) kreierte[31], wollte er der beobachteten Enthemmung des Immunsystems mit zunehmendem Alter einen Namen geben. Doch mittlerweile wissen wir, dass die Ursache für die chronischen Entzündungen nicht das Älterwerden ist. Vielmehr ist die Hauptursache eine chronische Fehlernährung, die bei zunehmendem Alter aus verschiedensten Gründen immer wahrscheinlicher wird (man kocht weniger selbst, kostensparende Küche in Heimen etc.)[32]. Zudem hatte eine chronische Mangelernährung mit den Lebensjahren mehr Zeit zu eskalieren. Es ist also zu erwarten, dass die Erkrankungsgefahr mit den Lebensjahren steigt. Da die Gefahr einer chronischen Entzündung also weniger mit dem Alter an sich, sondern vielmehr mit einer jahrelangen Fehlernährung bzw. einem kollektiven Fehlverhalten zusammenhängt, plädierte ich schon vor Jahren dafür, *Inflammaging* in *Inflahavior* (von Verhalten, behavior) umzubenennen.[33] *Inflahavior* ist dabei in erster Linie ein gesellschaftliches Problem, das jeder zwar für sich (solange er eigenständig lebt) lösen könnte, das aber aus meiner Sicht vor allem einen Kulturwandel erfordert.

Das Alter zur Ursache für bestimmte Krankheiten zu erklären ist leider in der auf Entdeckung und Entwicklung von Medikamenten fokussierten Wissenschaft gängige Praxis, denn solange man dies tatsächlich glaubt beziehungsweise so kommuniziert, bleibt für alle nur die pharmazeutische Lösung. Das hebt zugleich die Bedeutung der eigenen Forschungsanstrengung, da sie schließlich als unentbehrlich betrachtet wird. Dies löst aber nicht das eigentliche Problem, sondern verschlimmert es sogar, denn wenn auch die älter werdende Bevölkerung daran glaubt, sieht sie keinen Sinn in einer gesunden Lebensweise und Ernährung, da man gegen dieses Krankwerden im Alter – und dazu gehören auch die Konzepte des *Inflammaging* – angeblich nichts machen kann.

Natürlich lebt niemand ewig, alle Menschen sterben, und wer älter wird, verliert graduell an Leistungsfähigkeit. Aber es gibt keinen Grund, warum dies im Fall des Immunsystems zu einem proentzündlichen Zustand führen sollte, der zur Selbstzerstörung neigt. Ein altersschwaches, aber dennoch gesundes Immunsystem würde zumindest keinen

Zytokinsturm entfachen – ein fehlernährtes hingegen schon. Und dass ein Mangel an essenziellen Mikronährstoffen im Alter immer häufiger vorkommt, ist keine neue Information. Wie das Beispiel eines zu hohen O6/O3-Quotienten zeigt, kippt dann die Balance in Richtung Sturm. Wenn uns also unser Leben lieb ist – und das gilt für alle Altersklassen –, dann ist es keine gute Idee, sich mit Junkfood oder Fertignahrung in der Wohnung zu verschanzen und auf einen Impfstoff zu warten. Man tut besser daran, die Möglichkeit zu nutzen, die eigene Immunabwehr zu stärken und die Gefahr einer schweren Infektion auf natürliche Weise zu reduzieren, sodass am Ende nur eine leichte Brise weht.

Kapitel 4

Die Gesetze des Minimums und des Optimums

Wenn eine Pflanze zwölf Stoffe zu ihrer Ausbildung bedarf, so wird sie nimmer aufkommen, wenn nur ein einziger an dieser Zahl fehlt, und stets kümmerlich wird sie wachsen, wenn einer derselben nicht in derjenigen Menge vorhanden ist, als es die Natur der Pflanze erheischt.

Das Minimumgesetz von Carl Sprengel (1787–1859)

Von Pflanzen und Menschen

Das sogenannte Minimumgesetz wurde von dem deutschen Agrarwissenschaftler Carl Sprengel im Jahr 1828 veröffentlicht. Somit wurde schon vor etwa zweihundert Jahren am Beispiel von Agrarpflanzen erkannt, dass biologische Systeme für ihre Funktionen wie Wachstum, Selbsterhalt und Weitergabe ihres Erbguts (über die Früchte) viele Stoffe benötigen und dass der jeweils limitierende Stoff diese Funktionen einschränkt. Aus dem Gesetz des Minimums lassen sich noch weitere Folgerungen ziehen: Wenn nicht nur einer, sondern mehrere Stoffe nicht in ausreichender Menge vorhanden sind, so müssen *alle* diese Defizite korrigiert werden, um die Funktion vollständig wiederherzustellen. Fehlen zum Beispiel einer Pflanze sowohl Dünger als auch Wasser, dann muss man sie düngen und wässern, um ihr Gedeihen zu gewährleisten. Es geht in der belebten Natur nicht um ein »entweder/oder«, sondern immer um ein »sowohl/als auch«. Daraus ergibt sich, dass eine übermäßige Gabe eines Stoffs den Mangel an einem anderen nicht ausgleichen kann. So würde der Pflanze, um bei diesem Beispiel zu bleiben, weder die doppelte noch die dreifache Menge an Dünger etwas nützen, ja ihr sogar eher zusätzlich schaden, und man müsste sie dennoch ausreichend wässern. Im Jahr 1895 wurde Sprengels Minimumgesetz vom deutschen Pflanzenbauwissenschaftler Georg Liebscher (1853–1896) um das Optimumgesetz ergänzt. Laut dem Gesetz des Optimums können Pflanzen jeglichen Stoff dann am effizientesten nutzen, wenn alle anderen Stoffe, die sie ebenfalls benötigen, im optimalen Verhältnis vorliegen.

Diese beiden elementaren Gesetze gelten natürlich nicht nur für Pflanzen, sondern für alle Lebewesen und ihre biologischen Systeme – und damit auch für uns. Was Landwirte schon seit Langem wissen, sollte somit auch für jeden Menschen zum Grundwissen gehören, insbesondere wenn es um die eigene Ernährung geht. So fordert das Minimumgesetz – auf den Menschen übertragen und auf das Beispiel aus dem vorherigen Kapitel angewandt –, dass für den Erhalt der Gesundheit und insbesondere eines funktionierenden Immunsystems eine Mindestmenge von beiden Stoffen nötig ist, Omega-6- und aquatische Omega-3-Fettsäuren. Und es nützt nichts, es schadet sogar, wenn man die für die Funktion des

Immunsystems wichtigen Omega-6-Fettsäuren in sehr großer Menge zuführt, es dabei jedoch weiterhin an aquatischen Omega-3-Fettsäuren mangelt. Dementsprechend fordert das Optimumgesetz, nun ebenfalls auf den Menschen und den Erhalt der Gesundheit angewandt, das richtige Verhältnis der beiden Fettsäureklassen zueinander, sprich einen ausgewogenen O6/O3-Quotienten.

Aber weder bezüglich der Ernährung der breiten Bevölkerung noch in der Medizin ist dieses Grundverständnis gängige Praxis: Krankheiten, die sich aufgrund multipler Ursachen (multikausal), beispielsweise aufgrund verschiedener Mängel in der Ernährung, entwickeln, werden meist nicht durch eine Korrektur dieser Mängel behandelt, sondern durch das Verschreiben eines Medikaments. So gibt es leider nur wenige Studien von systemisch (alle möglichen Ursachen berücksichtigend) arbeitenden Forschern, und diese schaffen es dann auch meist nicht ins öffentliche Rampenlicht. Falls doch, gibt es sofort Kritik von Wissenschaftlern, die das Forschungsergebnis mit der Begründung infrage stellen, dass man ja nicht wisse, welche der vielen Korrekturen denn nun die tatsächlich entscheidende war – eine Frage, die aus systemischer Sicht allerdings auch gar nicht beantwortet werden müsste. Doch diese Vorbehalte der medizinischen Forschung haben Auswirkungen bis ins tägliche Leben hinein. So kann es Ihnen passieren, dass auch Ihr Arzt nur nach seinem Rezeptblock greift, weil er dazu ausgebildet wurde, daran zu »glauben«, dass man mit nur einem Stoff (oder Medikament) Krankheiten behandeln könne, anstatt ihren Ursachen auf den Grund zu gehen (wobei Ärzte auch die Erfahrung machen, dass ihre Patienten dies oft nicht wollen, insbesondere, wenn es eine Änderung der Lebensweise notwendig machen würde).[1] Ein Medikament kann jedoch, wenn die Ursachen der Krankheit nicht erkannt und beseitigt werden, keine langfristige Heilung erzielen, selbst wenn es vielleicht dabei hilft, die Symptome zu kaschieren.

Damit Sie das nun folgende und sehr illustrative Beispiel für die allgemein vorherrschende medizinwissenschaftliche Vorgehensweise, mit der eben auch Hausärzte zu Fehlentscheidungen gebracht werden könnten, besser verstehen, möchte ich nochmals darauf hinweisen, dass ein funktionierendes Immunsystem eben nicht nur einen guten O6/O3-Quotienten benötigt, sondern auch viele weitere Stoffe, wie zum Beispiel Selen, Zink oder Magnesium. Studien haben gezeigt (und ich werde dies im folgenden Kapitel noch gründlicher erörtern), dass ein Mangel an jedem einzelnen dieser Stoffe das Risiko eines Zytokinsturms erhöht und damit eben auch das Risiko, an COVID-19 zu sterben. Dasselbe gilt auch für Vitamin D. Eine belgische Studie belegte zweifelsfrei, dass ein Mangel (wie er in der breiten Bevölkerung nahezu aller Nationen vorherrscht) an diesem auch für das Immunsystem essenziellen Vitamin den Infektionsverlauf von COVID-19 verschärft und die Mortalität nahezu vervierfacht![2] Die Lebensgefahr durch Vitamin-D-Mangel bei einer Corona-Infektion ist laut diesem Studienergebnis sogar unabhängig von allen Vorerkrankungen, die sich womöglich schon aufgrund eines chronisches Vitamin-D-Defizits (und damit einer chronischen Entzündung) entwickelt haben könnten. Dennoch wurde nach meinem Kenntnisstand von keiner Regierung etwas gegen den Vitamin-D-Mangel in der breiten und vor allem älteren Bevölkerung unternommen – und das obwohl schon zu Beginn der Pandemie in Italien der Präsident der Europäischen Gesellschaft für Endokrinologie, Andrea Giustina, die dort extrem hohe COVID-19-Mortalität mit einer Vitamin-D-Defizienz in Verbindung gebracht hatte und davor warnte.[3]

Nachdem die oben genannte belgische Studie seine Befürchtungen bestätigt hatte, äußerte sich Giustina am 11.12.2020 gegenüber *Medscape*, einem sehr wichtigen Informations- und Fortbildungsportal für Ärzte: »Patienten mit niedrigem Vitamin-D-Spiegel haben ein hohes Risiko für Krankenhausaufenthalte wegen COVID-19 und Entwicklung einer schweren und tödlichen Krankheit. [...] Dies ist wahrscheinlich auf den Verlust der Schutzwirkung von Vitamin D auf das Immunsystem und gegen den SARS-CoV-2-induzierten Zytokinsturm zurückzuführen.«[4]

Warten auf die Impfung. Während ich diese Zeilen schreibe, lese ich in einer Lokalzeitung, dass ab dem 7. April 2021 Impfstart bei den Hausärzten sei und diese nun diejenigen ihrer Patienten anrufen würden, die sie für besonders gefährdet hielten, bei Infektion einen Zytokinsturm zu erleiden. In diesem Zusammenhang frage ich mich, wie viele dieser Risikopatienten im Laufe der letzten 12 Monate wohl angerufen wurden, um zu besprechen, wie sie ihr Immunsystem optimal gegen eine Infektion schützen können, um einen Zytokinsturm unwahrscheinlich zu machen. Bei wie vielen wurde der Vitamin-D-Spiegel oder der irgendeines anderen Mikronährstoffes, der für ein funktionierendes Immunsystem essenziell ist, bestimmt und eventuell korrigiert? Sich sozial zu isolieren und auf eine Impfung zu hoffen, die vielleicht Schutz bietet (die Hochrisikogruppen bauen meist keinen guten Impfschutz auf,[5] weil dazu ein gesundes Immunsystem nötig wäre, siehe auch Infokasten Zerplatzende Hoffnung: Herdenimmunität, Punkt 1), halte ich für wenig sinnvoll, wenn man eine schnell wirkende und zugleich langfristig gesunde Alternative hat, die auch vor anderen Viren (wie Influenza) sowie vor vielen Zivilisationskrankheiten schützt.

Nun könnte man denken, dass damit alles gesagt war und man daraufhin erwog, zunächst die Risikogruppen, aber letztendlich alle Menschen auf nahrungsbedingte Defizite an Stoffen zu untersuchen und diese dann zu korrigieren, um schnellstmöglich schwere Infektionsgeschehen und Todesfälle zu vermeiden. Doch kurz nach Giustinas öffentlicher Mahnung publizierte dasselbe Informationsportal für Ärzte eine Gegenmeinung. Kritisches Hinterfragen ist im wissenschaftlichen Diskurs sehr wichtig und erwünscht. Doch leider wurde hier keine wissenschaftliche Begründung *gegen* die Gabe von Vitamin D (oder einen anderen essenziellen Wirkstoff) in ärztlichen Praxen zur COVID-19-Prävention geliefert – das ist auch schwer möglich –, sondern stattdessen wieder der schon in der Einleitung angeführte Glaube bemüht. Nur dieses Mal wird dazu aufgefordert, nicht blind irgendwelchen Regierungsquellen zu glauben, sondern dem richtigen (pharmazeutischen) Gott.

Warum die pascalsche Wette gilt

Nur fünf Tage nach Giustinas Aufruf publizierte also wiederum *Medscape* am 16.12.2020 die Gegenmeinung von Dr. F. Perry Wilson, Associate Professor für Medizin an der berühmten Yale School of Medicine.[6] Um es vorwegzunehmen: Wilson erwähnt bei seiner Argumentation viele für uns essenzielle Stoffe wie Vitamin D oder Zink, nennt sie aber geschickterweise Medikamente, um ihre Verwendbarkeit in klinischen Praxen von klinischen Studien abhängig zu machen, die alle erst noch durchgeführt werden müssten. So sagt er: »Vieles spricht für ein Recht auf Experimente, also den Gedanken, dass es uns erlaubt sein sollte, nicht zugelassene Medikamente [er spricht unter anderem von Zink oder Vitamin D] auszuprobieren, wenn die Situation schlimm ist, etwa wie bei Krebs im Endstadium. Denn was würde es schaden?« Die inhaltlichen Fehler seiner Aussage sind offensichtlich, aber möglicherweise gewollt. So handelt es sich bei Vitamin D (und auch bei den anderen essenziellen Stoffen, die er im Weiteren anspricht) eben nicht um Medikamente, da wiederhole ich mich gerne, sondern um lebenswichtige Vitalstoffe. Diese einzunehmen, wenn ein Mangel besteht, ist demnach auch kein Experiment – auch dann nicht, wenn sie anfangs in höherer Dosierung verabreicht werden, um den Mangel schnellstmöglich auszugleichen –, sondern Grundlage einer gesunden Ernährung. Um ein Beispiel zu nennen: Einem Verdurstenden (dehydrierten) Menschen eine Infusion mit Kochsalzlösung zur Rehydrierung zu verabreichen, um seinen Flüssigkeitshaushalt so schnell wie möglich zu korrigieren, ist kein Experiment, sondern eine notwendige

Maßnahme, auch wenn die Zufuhr höher ist, als durch normales Trinken möglich wäre. Doch zurück zu COVID-19. Da die für unser Immunsystem essenziellen Mikronährstoffe keine Medikamente sind, bedarf deren Nutzung auch keiner Zulassung. Doch richtig irreführend wird Wilsons Argumentation gegen Vitamin D und andere Vitalstoffe als Präventivmaßnahme gegen COVID-19, sobald er dafür die sogenannte pascalsche Wette bemüht und damit wissenschaftliche Evidenz zur Glaubensfrage macht.

Blaise Pascal (1623–1662), ein berühmter französischer Mathematiker und christlicher Philosoph, argumentierte Mitte des 17. Jahrhunderts, dass jeder Mensch sich letztendlich aus Vernunftgründen dafür entscheiden müsse, an Gott zu glauben. Die spieltheoretische Wette, auf der Pascals Argument basiert, funktioniert in Wilsons Worten folgendermaßen: »Wenn Gott existiert, sollten Sie an ihn glauben. Denn wenn Sie das nicht tun, befinden Sie sich bildlich gesprochen in einer Welt des Schmerzes [schließlich droht jedem die Hölle, der nicht an den christlichen Gott glaubt]. Und wenn Sie es tun, erhalten Sie eine unendlich große Belohnung, was immer das auch sein mag. Wenn er nicht existiert, ist es eigentlich egal, ob Sie auf die eine oder die andere Weise glauben.«

Als ich diese Ausführung las, dachte ich zunächst, Wilson argumentiere *für* und nicht *gegen* den Einsatz von Vitamin D oder anderer essenzieller Vitalstoffe in der klinischen Praxis. Schließlich steht deren Mangel in Verbindung mit einer höheren Wahrscheinlichkeit, bei einer Corona-Infektion einen Zytokinsturm und damit Leid zu erleben (siehe die oben zitierte belgische Studie in Bezug auf Vitamin D). Da die Behebung eines Mangels außer den überschaubaren Kosten nur

Vorteile hat, sollte dies doch eine Wette sein, die man ohne größeres Risiko eingehen kann. Denn selbst wenn eine Korrektur dieser Mängel nicht helfen würde, hätte man nicht viel investiert. Doch trotz dieser an sich einfachen und eigentlich überzeugenden Logik argumentiert Wilson im Weiteren dann doch *gegen* eine Korrektur, indem er historische Gegenargumente zur pascalschen Wette anführt. Diese ließen sich seiner Meinung nach »direkt auf die medizinische Praxis im Zeitalter von COVID-19 übertragen«. Sie lauten in seinen Worten folgendermaßen: »Was ist, wenn man den falschen Gott wählt? Vielleicht sind Sie schlechter dran, wenn Sie Pascals Gott anbeten, wenn in Wirklichkeit Odin hinter alldem steckt. Und wäre er mit einem Atheisten einverstanden? Oder ziemlich verärgert darüber, dass Sie einen anderen Gott anbeten.« Für Wilson scheint diese Widerlegung der pascalschen Wette auch für COVID-19 zu gelten: »Was ist, wenn Sie das falsche Medikament wählen? Was wäre, wenn Sie Zeit damit verschwenden, jemanden mit Melatonin zu behandeln, obwohl eigentlich Zink die Wunderwaffe ist?« Es geht also darum, den *einen* Stoff zu finden, die »Wunderwaffe«, wie er ihn nennt, und bis dahin sollte es seines Erachtens keine Experimente geben, also keine Praxis, das Immunsystem mit dem Wissen, das wir eigentlich schon längst haben, auf Kurs zu bringen.

Die pascalsche Glaubenswette funktionierte, solange es nur die Möglichkeit eines einzigen Gottes gab. Gibt es mehrere Möglichkeiten des Glaubens, wird es schwierig. Deshalb funktioniert sie laut Wilson auch in der Medizin nur, »wenn man nur an ein Medikament denkt«. Doch leider gebe es viele »Stoffe«, sprich essenzielle Spurenelemente, Vitalstoffe und Vitamine, da könnte man ja den falschen geben, sprich den falschen Gott anbeten. Mit dieser Argumentation, die via *Medscape* leider weit verbreitet wurde, unterliefen Wilson in meinen Augen weitere gravierende Denkfehler:

1. Wenn Vitamin D (oder ein anderer Stoff, an dem es mangelt) nicht der »richtige Gott« ist, um bei dieser Metapher zu bleiben, wird uns kein anderer Gott dafür »bestrafen«. Zink und Selen werden sicherlich kein Problem damit haben, wenn wir Korrekturen am Vitamin-D-Spiegel vornehmen. Es ist also keine Wette, die man verlieren kann – im Gegenteil.
2. Zudem muss man nicht *glauben*, denn die Faktenlage, die für eine Korrektur spricht, ist recht eindeutig (siehe folgende Kapitel), weshalb schon die Argumentation von einer völlig falschen Annahme ausgeht.
3. Zudem kann uns weder Vitamin X noch Spurenelement X dafür bestrafen, weil wir *nur* Vitamin Y oder *nur* Spurenelement Y »huldigen«, denn schließlich kennen wir ja die Gesetze des Minimums und Optimums und wissen: Es geht nicht um »entweder/oder«, sondern um ein »sowohl/als auch«. Zwar kann man, wenn man sich wie Blaise Pascal, vom christlichen, monotheistischen Glauben ausgehend, nur einen Gott vorstellt, auch nur an einen Gott glauben. Aber man kann durchaus auch eine polytheistische Vorstellung haben und entsprechend an einen Cocktail von Spurenelementen und Vitaminen »glauben«. Vielleicht sollte man sich bei der pascalschen Wette ein Beispiel am Pantheon des alten Griechenlands nehmen. Dass dies nicht getan wird, ist meiner Ansicht nach das größte Problem der medizinischen Wissenschaft.

Einzelmaßnahme schützt nicht vor multikausaler Krankheit

An der Tatsache, dass man stets nur an einen »einzigen Gott« glaubt und diesen anbetet, sprich auf einen singulären Wirkstoff, eine »Wunderwaffe« hofft, die ein multikausales Geschehen (was die meisten Zivilisationskrankheiten und eben auch COVID-19 sind) auf wundersame Weise beendet, scheitern heutzutage die meisten Präventions- und Heilungsversuche. Diese einseitige Ausrichtung kann nicht funktionieren, denn sie ist wider die Natur. Eine Pflanze benötigt viele Stoffe, und so auch der Mensch. Deshalb wirken nahezu alle auf dem Markt befindlichen Medikamente nur symptomatisch: Sie dienen oft lediglich der Behandlung der Krankheitszeichen (Symptome), selten der Beseitigung der Krankheitsursache, weil sie nicht zur Korrektur beitragen.

Und es ist auch das Hauptproblem der meisten klinischen Studien, dass in der Regel eben immer nur ein einziger Wirkstoff getestet wird, weil man auch nur einen einzigen Wirkstoff finden will. Diese Suche nach der einen »Wunderwaffe« hat zum Teil patentrechtliche Gründe, denn wenn man mehrere Wirkstoffe in Kombination testen würde und damit womöglich Erfolg hätte, könnte man danach nicht so leicht erklären, welche Zutat dieses »Cocktails« nun für die beobachtete Wirkung verantwortlich ist. Ohne eindeutige Zuordnung ist es jedoch höchst schwierig, Patentschutz zu erhalten, und ohne diesen sind keine hohen Gewinne bei der Vermarktung zu erwarten, denn jeder Konkurrent könnte dasselbe Produkt anbieten. Darüber hinaus kann man Naturstoffe, wozu Vitamine und Spurenelemente gehören, grundsätzlich nicht patentieren lassen. Deshalb muss die »Wunderwaffe« auch immer eine neue chemische Verbindung sein, ein neues pharmazeutisches Produkt. Das ist aus Sicht der Pharmaindustrie sicherlich ein weiterer und aus rein marktwirtschaftlichen Gründen verständliches Argument dafür, sich gegen den korrigierenden Einsatz von Naturstoffen wie Vitamin D, Zink oder Selen (und vieler weiterer) zu wehren. Ihre erfolgreiche Wirkung und ihr flächendeckender Einsatz wären zwar kostengünstig (weil nicht patentierbar), würden zugleich aber das Geschäftsfeld der pharmazeutischen Industrie massiv beschränken.

Nun gibt es zwei Situationen: Wenn nur *ein* essenzieller Wirkstoff unter Sprengels Minimum liegt, dann kann tatsächlich schon durch Gabe dieses *einen* Stoffs das Immunsystem korrigiert und ein Zytokinsturm nach oder bei viralem Infekt verhindert werden. Allerdings darf hierbei die immunologische Fehlreaktion nicht schon zu weit fortgeschritten sein. Doch was passiert, wenn unser Immunsystem aufgrund mehrerer Mängel (oder auch oft aufgrund mehrerer Überschüsse, wie beispielsweise an Omega-6-Fettsäuren) zu einem Zytokinsturm neigt und man nun durch Verabreichung nur eines einzigen Stoffes diese Problematik beheben will? Die Antwort: So gut wie nichts, wie die folgende Tabelle zeigt. Wie hier beispielhaft illustriert, haben die meisten Menschen aufgrund von Fehlernährung oft viele Mängel zugleich. Korrigiert man im Rahmen einer klinischen Studie nur einen dieser Stoffe, wie zum Beispiel durch Gabe von Vitamin D (horizontaler Kasten in der obigen Tabelle), haben danach zwar alle einen höheren Vitamin-D-Spiegel, aber nur Person

„Stoff"	Person 1	Person 2	Person 3	Person 4	Person 5
Omega-3	Mangel	gut	Mangel	gut	Mangel
Selen	Mangel	Mangel	gut	gut	Mangel
Zink	gut	Mangel	Mangel	gut	Mangel
Magnesium	gut	gut	Mangel	gut	gut
Vitamin D	Mangel	Mangel	gut	Mangel	Mangel

Einzelmaßnahme bei multiplem Mangel.

4 (vertikaler Kasten) wird von der Einzelmaßnahme profitieren, weil sie nur einen einzigen schwerwiegenden Mangel hatte, nämlich den an Vitamin D. Bei den anderen vier Teilnehmern würden weiterhin gravierende Mängel verbleiben, die deren Immunsystem in einem proentzündlichen Zustand belassen, was dann trotz Vitamin-D-Gabe immer noch zu einem Zytokinsturm führen könnte. Im Durchschnitt wäre der Schutz aller fünf Testteilnehmer gegen einen schweren COVID-19-Verlauf nur sehr wenig verbessert, weil sich bei 80 Prozent (vier von fünf) immer noch ein tödlicher Infektionsverlauf entwickeln könnte. Somit wäre die Studie, wenn sie den Beweis erbringen wollte, dass Vitamin D vor COVID-19 schützt, gescheitert beziehungsweise im Ergebnis nicht zufriedenstellend.

Aufgrund solcher nicht gezielt auf die individuelle Mangelsituation der Patienten abgestimmter Vorgehensweisen kommt man in die paradoxe Situation, dass, obwohl der Mangel an einem Wirkstoff (wie eben Vitamin D) das Risiko eines Zytokinsturms in der Bevölkerung vervielfacht, seine isolierte Korrektur nicht so viel nützt, wie man aufgrund dieser Risikovervielfachung erwartet hatte. Das kann sogar zur Folge haben, dass man aufgrund solcher klinischen Studien »glauben« könnte, Vitamin D sei nicht wichtig fürs Immunsystem oder grundsätzlich nicht hilfreich in der Therapie. So geschehen in einer brasilianischen Studie[7], über die in *Medscape*[8] am 2. März 2021 mit dem Titel »Nahrungsergänzung als Schutz vor schwerem COVID-19-Verlauf: Hoch dosiertes Vitamin D3 versagt in brasilianischer Studie« berichtet wurde. Der Einsatz von Vitamin D war vom Studiendesign her allerdings nicht präventiv, sondern rein therapeutisch, denn die Testpersonen waren schon hospitalisiert und litten bereits an mittlerem bis schwerem COVID-19. Man teilte für die Studie die Patienten nach dem Zufallsprinzip in zwei Gruppen auf: Die einen bekamen einmalig hoch dosiert Vitamin D, die anderen nichts dergleichen. Nach sieben Tagen zeigten sich zwischen den beiden Gruppen jedoch keine statistisch bedeutsamen Unterschiede, worauf von den Autoren der Studie geurteilt wurde: »Diese Ergebnisse unterstützen deshalb keine hoch dosierte Vitamin-D-Gabe als Therapie einer mittelschweren bis schweren COVID-19-Infektion.«

Abgesehen davon, dass man sehr wahrscheinlich viel zu spät versucht hatte, einen gravierenden Mangel zu beheben, zog man auch wegen einer häufig vorliegenden Multikausalität des Geschehens den falschen Schluss. Schließlich gibt es in Brasilien nicht nur einen hohen Prozentsatz an Menschen mit Vitamin-D-Mangel[9], sondern auch sehr viele mit anderen Defiziten an Mikronährstoffen, die in der Studie nicht berücksichtigt wurden.[10] Die Gefahr besteht nun darin, dass man aufgrund solcher Studien annehmen könnte, dass auch ein präventiver Ausgleich eines Vitamin-D-Mangels in Bezug zu COVID-19 nichts nütze, obwohl genau das Gegenteil der Fall ist (siehe folgendes Kapitel). Daraus lässt sich wiederum schlussfolgern, dass Studien, in denen Einzelmaßnahmen gegen multikausale Krankheiten durchgeführt werden, oft nicht nur weitgehend nutzlos, sondern sogar gefährlich für die Gesundheit der Bevölkerung sind, weil sie zu fehlerhaften Schlussfolgerungen führen, die dann nicht nur den Studienteilnehmern, sondern allen Menschen schaden.

Aber es geht auch anders. Auch wenn ich hier nun etwas vorgreife, so unterstreicht das Ergebnis einer der wenigen klinischen Studien, bei der eine Kombination mehrerer relevanter Mikronährstoffe getestet wurde, die Wichtigkeit dieser Vorgehensweise in Bezug auf den Krankheitsverlauf bei COVID-19.[11] Für die Studie wurden zunächst ältere COVID-19-Patienten nach dem Zufallsprinzip in zwei Gruppen aufgeteilt. Die Teilnehmer der ersten Gruppe bekamen Vitamin D zusammen mit Magnesium (ohne welches Vitamin D nicht wirken kann) verabreicht.[12] Magnesium ist auch für viele weitere Immunfunktionen essenziell, sodass bei einem Mangel an diesem Spurenelement, der bei älteren Menschen sehr häufig ist, ein Zytokinsturm wahrscheinlicher wird.[13] Der kombinierte Mangel an beiden Stoffen ist deshalb im Hinblick auf eine Corona-Infektion besonders gefährlich.[14] Darüber hinaus verabreichte man denselben Patienten Vitamin B12, das bei chronischem Mangel, der ebenfalls gerade bei älteren Menschen sehr wahrscheinlich ist, ähnlich gravierende Symptome verursacht wie ein Zytokinsturm (Schäden an den Blutgefäßen, Bildung von Blutgerinnseln etc.) – wenn auch nicht akut, so doch langfristig.[15] Die Patienten der zweiten Gruppe bekamen keinen dieser drei essenziellen Mikronährstoffe – und das hatte Folgen: Ihre Infektion lief gravierender ab. Gruppe zwei hatte gegenüber Gruppe eins ein um Faktor 7,7 erhöhtes Risiko, mit Sauerstoff beatmet werden zu müssen, und ein fünffach erhöhtes Risiko, auf die Intensivstation verlegt zu werden.

Der Vorteil der Kombinationstherapie ist gravierend, hat jedoch kaum bis gar keine Beachtung in der Öffentlichkeit gefunden. Man könnte unterstellen, dass, wäre dieses Ergebnis mit einem pharmazeutischen Wirkstoff erreicht worden, es eine Sensation in der Weltpresse geworden wäre. Die Aktien des Entdeckerkonzerns wären in die Höhe geschnellt, die Welt könnte sich wieder etwas sicherer fühlen. Alle könnten etwas beruhigter schlafen, denn nichts müsste sich ändern – die Pharmaindustrie und damit die Intelligenz des Menschen hätten über die Natur (das Virus) gesiegt. Doch in diesem Fall handelte es sich um triviale Naturstoffe. Wen interessiert das schon? Dabei lässt sich doch, wenn man den Effekt nur dieser drei Maßnahmen in Kombination betrachtet, erahnen, was eine komplette Korrektur der vielfältigen Mikronährstoffmängel insbesondere bei den Risikogruppen erreichen könnte: Kaum noch jemand müsste auf die Intensivstation, kaum jemand beatmet werden. Deshalb, um das Immunsystem (und damit zugleich jedes andere Körpersystem) in die Lage zu versetzen, auf natürliche Weise zu funktionieren, sollten alle relevanten Blutwerte (siehe die nächsten beiden Kapitel) bestimmt und eventuell korrigiert werden.

Kapitel 5

Göttlicher Cocktail

Die Natur hat, im Gegensatz zu Gott,
auch Macht über die, die nicht an sie glauben.

Peter O. Pirron

Zutaten eines individualisierten Cocktails

Wie Sie nun wissen, ist es aufgrund der Gesetze des Minimums und des Optimums bei allen multikausalen Krankheitsprozessen lebenswichtig, dass wir alle Ursachen korrigieren. Das gilt somit auch für alle individuellen Defizite, von denen wir wissen, dass sie zu einer chronischen Entzündung beitragen und im Fall einer Corona-Infektion das Immunsystem Amok laufen lassen könnten. Was jeder Mensch benötigt, um über ein funktionierendes Immunsystem zu verfügen – und das gilt nicht nur im Zusammenhang mit Corona! –, ist, im Sinne Pascals gesprochen, die Versorgung mit einem individualisierten »Göttlichen Cocktail«, der aus genau *den* essenziellen Wirkstoffen besteht, die dem Betreffenden bei normaler Ernährung fehlen.

Die Liste an *möglichen* Zutaten ist lang, sehr lang. Denn um es gleich vorwegzunehmen: Es gibt kein Vitamin, kein Spurenelement und keinen sonstigen Vitalstoff, auf den unser Immunsystem verzichten kann, wenn es gut funktionieren soll. Und jeder einzelne dieser Stoffe könnte aufgrund individueller Vorlieben bei der Ernährung, aber auch aufgrund von Erkrankungen oder genetischen Ursachen fehlen. Das soll aber nun nicht bedeuten, dass wir einfach alles von Vitamin A bis Zink in Form von Tabletten, Multivitaminsäften oder irgendwelchen künstlichen Konzentraten schlucken sollten. Dies nicht zu tun hat mindestens drei gute Gründe:

- Erstens könnten durch A–Z-Konzentrate einige Inhaltsstoffe überdosiert werden. Und des Guten zu viel ist eben nicht gut.
- Zweitens bliebe manch anderer Wirkstoff, der im eingenommenen Mix nicht oder nicht in ausreichender Menge vorhanden ist, vielleicht unterdosiert, was ebenfalls schlecht wäre, vor allem wenn man glaubt, durch solch einen Rundumschlag alles Nötige getan zu haben.
- Drittens gibt es sehr viele Pflanzenstoffe wie beispielsweise die große Gruppe der Polyphenole (Anthocyane, Carotinoide und Flavonoide), die nicht nur für die bunten Farben von Früchten und Blättern sorgen, sondern aufgrund unserer langen Vergangenheit als Fischer und insbesondere als Sammler auch wichtiger Bestandteil unserer Immunabwehr wurden.[1] Viele dieser Pflanzenstoffe haben immunregulatorische und antientzündliche Eigenschaften, auf die wir nicht verzichten können und sollten.[2] Diese von Früchten, Gemüse, Gewürzen und Salaten getrennt in künstlicher Form richtig zu dosieren dürfte unmöglich sein, zumal wir noch nicht alle kennen. Deshalb ist auch ein Apfel, natürlich genossen, besser als sein Saft und viel besser als sein Konzentrat in Tablettenform.

Allein schon aus diesen Gründen führt an einer gesunden Ernährung, die reich an pflanzlichen Zutaten ist, kein Weg vorbei. Aber es gibt noch einen weiteren Grund. Denn wie schon am Beispiel der Omega-6-Fettsäuren besprochen wurde, ist selbst ein Zuviel an Nahrungsbestandteilen, die an sich gesund beziehungsweise essenziell sind, auf Dauer ungesund, von tatsächlichen Giftstoffen in der Ernährung ganz zu schweigen.

Leider ist heutzutage eine tatsächlich artgerechte Ernährung auf herkömmliche Weise nicht mehr möglich. Grund dafür ist unsere spezielle Entwicklungsgeschichte als Fischer und Sammler, die uns über Hunderttausende von Jahren prägte und in der unser Organismus vitalstoffreiche Quellen wie Fisch und Meeresfrüchte nicht nur zu nutzen lernte, sondern sich an deren Inhaltstoffe genetisch anpasste. Wie bereits beschrieben, ist die menschliche Hirnentwicklung von dieser Zeit geprägt, aber auch unser Immunsystem lernte, diesen natürlichen und einzigartigen Cocktail an Vitalstoffen zu nutzen. Um uns ausreichend mit allen essenziellen Vitalstoffen zu versorgen, die diese Nahrungsquellen enthalten, müsste ein Erwachsener (wie damals unsere altsteinzeitlichen Vorfahren) täglich etwa zwei- bis dreihundert Gramm fettreichen Meeresfisch essen. Das ist nicht mehr möglich. Zwar gibt es glücklicherweise für viele Inhaltstoffe völlig natürliche Alternativen. Jod beispielsweise kann man statt durch Fisch auch über ein paar Gramm Jodsalz zuführen. Aber für einige andere benötigt es schon etwas mehr Erfindungsgeist. Ein Beispiel dafür sind die schon erwähnten aquatischen Omega-3-Fettsäuren. Der Bedarf an ihnen kann heutzutage nicht mehr durch eine fischreiche Ernährung gedeckt werden, denn es gibt schlichtweg nicht mehr genug Fisch für die gesamte Menschheit (dazu gleich mehr). Zudem sind die Weltmeere und damit auch die aquatische Nahrungskette derart mit Pestiziden und anderen Giftstoffen verseucht, dass diese Art der Ernährung auch denjenigen nicht mehr empfohlen werden kann, die in Ländern leben, die für sich den größten Teil der jährlich schwindenden Fangmengen abgreifen. Wir müssen deshalb gezielt neue Wege gehen, um keinen Mangel aufkommen zu lassen. Deshalb werden wir uns nun etwas ausführlicher mit all denjenigen Mikronährstoffen beschäftigen, die selbst bei ausgewogener und daher als gesund geltender Ernährung, aber eben mit nur wenig oder keinem Fisch, in der Regel nicht ausreichend zugeführt werden. Dies sind, neben den aquatischen Omega-3-Fettsäuren, Vitamin D und Lithium, aber häufig auch Selen.

Nahezu jeder Mensch, selbst wenn er sich ausgewogen ernährt, nimmt zu wenig von diesen vier essenziellen Vitalstoffen zu sich. Deshalb verdienen sie beim Verhindern eines Zytokinsturms besondere Beachtung. Die gute Nachricht ist, dass der globale Bedarf an ihnen gezielt über alternative Quellen gedeckt werden kann. Diese Vitalstoffe sind in gewisser Weise die Grundzutaten des »Göttlichen Cocktails«, der jedoch immer ein individualisierter sein muss. Zum einen, weil das Ausmaß der jeweiligen Defizite individuell ist und damit auch der Bedarf. Zum anderen, weil der Cocktail in vielen Fällen noch weitere Zutaten benötigt, schon allein deshalb, weil sich die wenigsten Menschen tatsächlich ausgewogen ernähren, entweder, weil sie dies nicht wollen (alte Gewohnheiten) oder weil sie es schlichtweg nicht können (ältere Menschen in Pflegeeinrichtungen, Menschen mit bestimmten Vorerkrankungen, Berufstätige, die keine Zeit zum Kochen haben etc.).

Diese zusätzlichen Zutaten sind aber für ein funktionierendes Immunsystem nicht weniger entscheidend, weshalb auch sie als essenziell gelten. Deshalb ist es wichtig, dass Ihr Arzt nach weiteren Defiziten Ausschau hält, um den Cocktail um diese Stoffe zu ergänzen, oder, wann immer möglich, Ihnen dabei hilft, Ihre Ernährung entsprechend anzupassen.

Akutes Glück im chronischen Unglück. Mangel- wie auch Fehlernährung sind Probleme globalen Ausmaßes. Deshalb ist das eigentlich Überraschende, dass die daraus resultierende immunologische Fehlfunktion bei einer Corona-Infektion doch nur zu einem relativ kleinen Prozentsatz einen Zytokinsturm entfachte. Dies grenzt für mich an ein kleines Wunder, das jedoch dadurch erklärt werden kann, dass in den meisten Fällen der Tropfen (das Coronavirus) das Fass (die chronische Entzündung) noch nicht zum Überlaufen (Zytokinsturm) bringen konnte. Sehr wahrscheinlich währte der chronische Entzündungsprozess noch nicht lange oder intensiv genug. Daher ist es nur eine Frage der Zeit, bis schicksalshaft ein neuer viraler Angriff zur tödlichen Gefahr wird oder eine der vielen Zivilisationskrankheiten von einer chronisch subklinischen Phase in einen akuten klinischen Notfall (Krebs, Schlaganfall oder Herzinfarkt) übergeht. Subklinisch bedeutet, dass man noch keine ernst genommenen (nicht zu verwechseln mit ernst zu nehmenden) Symptome aufweist, trotz chronischer Fehl- und Mangelernährung. Man hat aufgrund dessen vielleicht häufiger als nötig eine Erkältung, vielleicht sind auch Blutdruck oder Blutzucker schon etwas erhöht, aber noch nicht so weit, dass man sich ernsthaft Gedanken darüber machen würde. »Alles im normalen Bereich«, wie man dann vielleicht gesagt bekommt, auch wenn allen Beteiligten klar sein sollte, dass auch das Normal (definiert über die Mangel- und Fehlernährung der Gesamtbevölkerung) schon lange nicht mehr gesund ist. Und das macht diese subklinischen Krankheitsprozesse so perfide: Sie bringen uns nicht sofort um. Doch steter Tropfen höhlt den Stein. Deshalb sollte man so früh wie möglich anfangen gegenzusteuern.

I. Vitamin D

Lange Zeit glaubte man, dass Vitamin D nur für das Knochenwachstum und die Aufrechterhaltung der Skelettgesundheit von Bedeutung wäre. Mit der Entdeckung von Vitamin-D-Rezeptoren in allen Körpersystemen ist jedoch klar geworden, dass ein Vitamin-D-Mangel Auswirkung auf die Funktion sämtlicher Organsysteme hat.[3] Inzwischen ist auch bekannt, dass die unterschiedlichen Organsysteme unterschiedliche Minima haben. Um zu funktionieren, benötigt das Knochensystem die geringste Menge an Vitamin D. Da es jedoch aufgrund eines Mangelzustandes, nämlich im Zusammenhang mit Rachitis (Knochenfehlentwicklung aufgrund eines Vitamin-D-Defizits beziehungsweise Kalziummangels), als erstes System entdeckt wurde, sind vermeintlich gesunde Vitamin-D-Spiegel leider immer noch darüber definiert – was natürlich ein Problem darstellt, weil andere Körpersysteme eine wesentlich höhere Zufuhr an Vitamin D brauchen. Aber selbst wenn man nur die für Knochenwachstum und -stabilität relativ niedrigen Vitamin-D-Spiegel betrachtet, hat etwa die Hälfte der Weltbevölkerung, also etwa vier Milliarden Menschen, einen Vitamin-D-Mangel (*Insufficiency*) mit Werten unter 50 nmol/l und etwa eine Milliarde Menschen sogar einen schweren Vitamin-D-Mangel (*Deficiency*) mit Werten unter 25 nmol/l.[4] Würde man die Vitamin-D-Spiegel hingegen in Bezug zum Bedarf aller Organsysteme setzen, wären über 90 Prozent der Menschheit unterversorgt.

Konzentrationen und Begriffe. Wenn es, wie schon in vorherigen Kapiteln, um Vitamin D geht, ist eigentlich Vitamin D3 gemeint. Es ist die Form des Vitamins, die wir im Sommer bei Sonnenschein selbst bilden können. Vitamin D2 hingegen findet man in Pflanzen. Unser Körper kann zwar beide Formen nutzen, doch die D3-Form des Vitamins ist etwas potenter. Ich werde im Weiteren nur über das Vitamin D3 sprechen, zumal für diese Form ebenfalls vegane Quellen wie bestimmte Flechten existieren, aus denen es extrahiert werden kann. Im Körper wird Vitamin D3 weiter zum Prohormon 25-OH-D3 umgewandelt. Dies ist die Speicherform, die im Blut zirkuliert und deren Konzentration mit dem Vorrat an Vitamin D korreliert. Beim Bestimmen des Vitamin-D-Spiegels wird deshalb 25-OH-D3 gemessen. Aus dem Prohormon entsteht in einem weiteren Umwandlungsschritt das eigentliche Hormon 1,25-(OH)2-D3, das ich im Weiteren Vitamin-D-Hormon nenne. Es gibt für den Vitamin-D-Spiegel zwei Arten der Konzentrationsangabe: Nanogramm pro Milliliter (ng/ml) und Nanomol pro Liter (nmol/l). Dabei entspricht 1 ng/ml 25-OH-D3 etwa 2,5 nmol/l. Ich werde im Weiteren den Vitamin-D-Spiegel nur in nmol/l angeben. Die Wirkstoffmenge an Vitamin D bei der Nahrungsergänzung wird meist in internationalen Einheiten (IE) angegeben. Eine IE entspricht 0,025 Mikrogramm (µg). So wären zum Beispiel 800 IE etwa 20 µg. Ich werde im Weiteren nur IE als Mengenangabe für Vitamin D verwenden.

Insbesondere ältere Erwachsene haben aufgrund der verminderten Hautsynthese (eine Art Fotosynthese, weil dazu Sonnenlicht nötig ist) und einer gegenüber jungen Menschen oft geringeren Nahrungsaufnahme auch niedrigere Vitamin-D-Spiegel. Diese wiederum haben einen Einfluss auf *vermeintlich* altersbedingte Krankheiten der Knochen (Osteoporose), des Herz-Kreislauf-Systems (Bluthochdruck und Arteriosklerose), des Stoffwechsels (Typ-2-Diabetes) und des Immunsystems (verschiedene Krebsarten), aber auch der geistigen Verfassung (Depression und Alzheimer-Demenz)[5]. »Vermeintlich« deshalb, weil es Mangelzustände sind, durch die diese Krankheiten im Wesentlichen verursacht werden und die deshalb durch adäquate Zufuhr an essenziellen Vitalstoffen, wie eben Vitamin D, in den meisten Fällen zu verhindern wären.

Die Ergebnisse einer Studie an einer Viertelmillion Dänen, die über einen Zeitraum von sieben Jahren durchgeführt wurde, machen deutlich, dass ein Mangel an Vitamin D das Herzinfarkt- und Schlaganfall-Risiko massiv erhöht. Die geringste Sterberate für diese Krankheiten lag bei einem Vitamin-D-Spiegel von mindestens 70 nmol/l.[6] Ein noch etwas höherer Vitamin-D-Spiegel von mindestens 95 nmol/l ist optimal, um das Risiko von Brustkrebs zu senken.[7] So haben Frauen mit Vitamin-D-Mangel ein um Faktor 7,5 erhöhtes Brustkrebsrisiko gegenüber denjenigen mit ausreichender Versorgung.[8] Dieser schützende Effekt von Vitamin D gilt jedoch für praktisch alle Krebsarten. Deshalb könnte laut den Analysen von Metastudien allein in Deutschland jährlich der Tod von 30 000 Krebspatienten im Alter von über 50 Jahren durch eine Vitamin-D-Supplementierung verhindert werden – die jedoch bisher nicht geschieht.[9] Ein Vitamin-D-Mangel beeinträchtigt die immunologische Krebsabwehr, weil es unter anderem für die Funktion von natürlichen Killerzellen wie auch sogenannten Killer-T-Zellen nötig ist. Killer-T-Zellen sind »Verwandte« der natürlichen Killerzellen, die mit spezifischen Antikörpern auf ihrer Zelloberfläche Krebszellen erkennen und abtöten, bevor sie weiteren Schaden anrichten. Ein Mangel an Vitamin D verhindert aber auch die Virusabwehr, denn schließlich vernichten diese beiden Immunzelltypen nicht nur entartete, sondern auch virusbefallene Zellen.[10]

Die enorme Bedeutung von Vitamin D beziehungsweise des Vitamin-D-Hormons bezüglich unserer Immunfunktion zeigt auch eine Publikationsanalyse innerhalb der weltgrößten Wissenschaftsdatenbank für medizinische und biotechnologische Forschung, dem US-amerikanischen National Center for Biotechnology Information (NCBI). Dort fand ich im April 2021 mit der Suchwortkombination »Vitamin D« und »Immune System« über 29 000 Publikationen. Diese gewaltige Zahl lässt schon erahnen, wie viel man über die Bedeutung von Vitamin D beziehungsweise die Bedeutung des aus Vitamin D entstehenden Hormons in Bezug auf ein funktionierendes Immunsystem weiß. Gab ich als drittes Suchwort noch »Cytokine Storm« ein, verblieben noch über 5200 Publikationen, was auf die Relevanz des Vitamin-D-Hormons beziehungsweise des Mangels an Vitamin D bezüglich dieser lebensbedrohlichen immunologischen Fehlreaktion hinweist. Als ich dann noch »COVID-19« als viertes Suchwort eingab, blieben immerhin noch etwas über 900 wissenschaftliche Arbeiten übrig, die allein in den vorangegangen, etwa 15 Monaten erschienen sein mussten, denn COVID-19 gab es zuvor als Begriff noch nicht. Die Differenz zwischen den letzten beiden Anfragen ließ deutlich werden, dass schon vor COVID-19 immerhin 4300 Publikationen Vitamin-D-Mangel und Zytokinsturm in Beziehung gesetzt hatten, dass ein Zusammenhang mit dem Auftreten von COVID-19 nicht unerkannt blieb und für eine gewaltige Serie wissenschaftlicher Studien sorgte.

Vitamin D und der Zytokinsturm. Die Liste der immunologischen Funktionen des Vitamin-D-Hormons ist sehr lang, und sie im Detail wiederzugeben würde den Rahmen dieses Buches sprengen. Ein wichtiger Aspekt unter vielen ist jedoch, dass dieses Hormon Immunzellen wie die großen Fresszellen (Makrophagen) davon abhält, bei viraler Entzündung übermäßige Mengen an proentzündlichen Zytokinen freizusetzen.[11] Diese und viele weitere Vitamin-D-abhängige Immunfunktionen verhindern, dass es zum Sturm kommt.[12]

Aufgrund dieser Erkenntnisse wird verständlich, weshalb einer der führenden Hormonspezialisten Europas, Andrea Giustina, sowie seine Kollegin, die Vitamin-D-Expertin Anna

Maria Formenti, wie im vorherigen Kapitel erwähnt, am 20. März 2020, also schon während der ersten dramatischen Pandemieereignisse in Norditalien, darauf hinweisen konnten, dass die dortige hohe COVID-19-Mortalität mit einem Mangel an diesem entscheidenden immunregulatorischen Wirkstoff zu erklären sei.[13] Schließlich wussten beide, wie die gesamte Fachwelt, um die Gefahr eines Vitamin-D-Mangels bei viralen Infektionen, die einen Zytokinsturm auslösen können.[14] Beide wussten sicherlich ebenso, dass insbesondere die ältere Bevölkerungsschicht Norditaliens am Ende des Winters erhebliche Vitamin-D-Defizite hat. Nur einen Monat nachdem Giustina und Formenti vor den katastrophalen Folgen eines Vitamin-D-Mangels bei Corona-Infektionen gewarnt hatten, veröffentlichte eine internationale Gruppe von Wissenschaftlern unter dem Titel *Hinweise darauf, dass eine Vitamin-D-Supplementierung das Risiko für Influenza und COVID-19-Infektionen und Todesfälle verringern könnte* die Empfehlung, »dass Personen mit Grippe- und/oder COVID-19-Risiko einige Wochen lang 10 000 IE/Tag Vitamin D einnehmen sollten, um die Vitamin-D-Spiegel schnell zu erhöhen, gefolgt von 5000 IE/Tag.«[15] Laut den Experten sollte das Ziel sein, »die Vitamin-D-Spiegel auf 100–150 nmol/l zu bringen«, weil dies mit der besten Immunabwehrfunktion (gegen Krebs und virale Infektionen) einhergehe – also ein weiterer Hinweis darauf, dass das Immunsystem von allen Organsystemen den höchsten Vitamin-D-Spiegel benötigt, um optimal zu funktionieren.

Ein Vitamin-D-Mangel fördert darüber hinaus nicht nur den schwereren Verlauf einer Corona-Infektion, sondern auch die Verbreitung des Virus. So setzen in einer Gruppe von COVID-19-Patienten mit Vitamin-D-Mangel drei Wochen nach Beginn einer entsprechenden Studie noch 62,5 Prozent Coronaviren frei. In der Gruppe von COVID-19-Patienten, deren Vitamin-D-Spiegel durch eine hoch dosierte Gabe (60 000 IE pro Tag) auf 125 nmol/l korrigiert wurde, waren es hingegen nur noch 20,8 Prozent.[16] Vitamin-D-Mangel in der breiten Bevölkerung erhöht somit die Anzahl der Virusträger um über Faktor 3, und eine Behebung des Defizits wäre somit eine sehr entscheidende Maßnahme, um die Infektionszahlen zu senken. Diese Erkenntnis ist übrigens nicht neu. Man hat sie schon seit Jahrzehnten in Bezug auf die saisonale Grippe, aber auch hier fand eine praktische Umsetzung bisher nicht statt.[17]

In den meisten Ländern Europas liegen die Vitamin-D-Spiegel jedoch schon im Jahresmittel unter einem kritischen Wert von 30 nmol/l, und damit deutlich unter den Werten, die vor Herzkreislauferkrankungen, Krebs und eben COVID-19 schützen. Besonders schlecht sind laut einer Übersichtsstudie die Vitamin-D-Spiegel bei Menschen in Seniorenheimen. 75 Prozent von ihnen haben einen schweren Vitamin-D-Mangel von sogar unter 25 nmol/l.[18] In der Schweiz lag bei Heimbewohnern der durchschnittliche Wert bei 23 nmol/l. In Italien wurde bei 76 Prozent der über 70-jährigen Frauen ein Vitamin-D-Spiegel unter 30 nmol/l festgestellt, bei 27 Prozent lag der Wert sogar unter 12,5 nmol/l, wobei sich das eklatante Defizit am Ende des Winters noch weiter verschärfte.[19]

Ein Vitamin aus Not. Bei ausreichend ultravioletter Strahlung im B-Wellenbereich (UV-B-Strahlung) des Sonnenlichts wird in der Haut aus Cholesterin Vitamin D hergestellt. Nach strenger

Definition ist es also gar kein Vitamin, da Vitamine essenzielle Stoffe sind, die der Körper nicht selbst herstellen kann, sondern mit der Nahrung aufnehmen muss. Zum Vitamin wird es erst, wenn uns UV-B-reiches Sonnenlicht zur Fotosynthese fehlt. Je weiter wir uns geografisch vom Äquator entfernen und je tiefer im Winter wir uns befinden, umso schräger fällt das Sonnenlicht ein und umso geringer wird dessen UV-B-Anteil.[20] Ein Paradebeispiel dafür, wie man rein durch Ernährung ausreichend Vitamin D zu sich nehmen kann, liefern uns die Inuit, die in arktischen Gefilden das gesamte Jahr über so gut wie keine UV-B-Strahlung abbekommen. Trotz dieser Tatsache und ihrer dazu noch dunklen Haut überleben sie, weil sie ihren Gesamtbedarf über eine fischreiche Ernährung decken. Das ist für sie gar nicht schwierig, denn fettreicher Fisch, wie er hauptsächlich in kalten Gewässern vorkommt, ist eine exzellente Vitamin-D-Quelle. So enthalten 100 Gramm Fischöl (Lebertran) etwa 12 000 IE, Hering etwa 1000 IE, Forelle etwa 880 IE und Lachs 650 IE. Doch eine rein auf Fisch basierende Zufuhr ist aus den bereits genannten Gründen (Überfischung und Toxinbelastung) nicht mehr möglich oder zu empfehlen.

Nun würde man erwarten, dass in südeuropäischen Ländern der Vitamin-D-Spiegel höher ist als in nordeuropäischen. Doch paradoxerweise ist das Gegenteil der Fall, und das hat mehrere Gründe. Zum einen halten sich Südeuropäer bei starker Sonne eher im Schatten auf. Auch haben sie in der Regel eine stärkere Hautpigmentierung, wodurch sich die Vitamin-D-Synthese verringert. Zum anderen ist man sich in nördlichen Gegenden Europas des potenziellen

Vitamin-D-Mangels eher bewusst und supplementiert mehr. Doch das wird auch dort immer noch viel zu wenig getan. Denn um ein Vitamin-D-Defizit auszugleichen, empfehlen öffentliche Institutionen, wie beispielsweise die Deutsche Gesellschaft für Ernährung (DGE), Erwachsenen nur eine tägliche Zufuhr von 800 IE Vitamin D, solange man kein oder nicht genügend eigenes Vitamin D über die Haut produziert. Diese viel zu niedrige Menge ist möglicherweise ausreichend, um Rachitis (Knochenfehlbildung) oder Osteoporose (Knochenschwund) zu verhindern, aber sie genügt bei Weitem nicht allen anderen Körpersystemen, insbesondere nicht unserer Immunabwehr. Dieser niedrige Wert entspricht auch weder den Empfehlungen der COVID-19-Spezialisten noch den Ergebnissen einer Studie zur Krebsvorbeugung, die zeigt, dass ein Erwachsener täglich 100 IE einnehmen muss, um den Vitamin-D-Spiegel um etwa 2 nmol/l anzuheben.[21] Hätte man tatsächlich keine Eigenproduktion, wie das im Winter in Nordeuropa der Fall ist, käme man mit einer Supplementierung von 800 IE nur auf einen Vitamin-D-Spiegel von 16 nmol/l, was weit unter den empfohlenen Zielwerten liegt.

Schon Vitamin-D-Spiegel unter 50 nmol/l haben dramatische Konsequenzen. Ein entsprechender Mangel bei Aufnahme ins Krankenhaus war laut den Ergebnissen der schon erwähnten belgischen Studie mit einer um Faktor 3,87 erhöhten COVID-19-Mortalität verbunden, und zwar unabhängig von Alter, chronischer Lungenerkrankung, Erkrankung der Herzkranzgefäße, Bluthochdruck oder Diabetes.[22] Deshalb betonen internationale Experten ausdrücklich, dass »der Grad des Schutzes ansteigt, wenn der Vitamin-D-Spiegel ansteigt«.[23] Wie schon im vorherigen Kapitel ausgeführt, ist es allerdings unwahrscheinlich, dass alleine eine Korrektur des Vitamin-D-Spiegels ausreicht, um die Mortalität *an* COVID-19 um diesen Faktor oder sogar auf null zu senken. Der lebensrettende Effekt von Korrekturmaßnahmen ist sicherlich größer, wenn man *alle* Mängel beseitigen würde, die einen Zytokinsturm wahrscheinlicher und eine gesunde Immunabwehr unwahrscheinlicher machen. Denn es ist kaum anzunehmen, dass Menschen, die einen mangelhaften Vitamin-D-Spiegel haben, nicht auch andere ernährungsbedingte Defizite aufweisen. Umgekehrt kann es gut sein, dass diejenigen Personen, die einen weniger gefährlichen Krankheitsverlauf aufgrund eines guten Vitamin-D-Spiegels hatten, meist auch andere für das Immunsystem wichtige Vitamine und Spurenelemente in ausreichendem Maße zuführten. Schließlich ist eine gesundheitlich präventive Lebensführung in der Regel nicht auf nur einen essenziellen Mikronährstoff limitiert. Das ist auch ein Grund dafür, weshalb man mit einer reinen Vitamin-D-Substitution eben nicht all diejenigen retten würde, die einen Vitamin-D-Mangel aufweisen und daher mit größerer Wahrscheinlichkeit einen schweren COVID-19-Verlauf haben.

Der Sachverhalt, dass ein Vitamin-D-Mangel virale Infektionen begünstigt und für schwere Krankheitsverläufe mitverantwortlich ist,[24] der eigentlich ausreichend belegt ist, wird immer wieder durch neue Studien untermauert, die zeigen, dass eine Vitamin-D-Substitution selbst als Einzelmaßnahme immer noch besser ist, als nichts zu tun. So benötigten in einer Studie nur zwei Prozent der Corona-Infizierten eine intensivmedizinische Therapie, wenn sie bei Krankenhauseinweisung hoch dosiert Vitamin D bekamen. Bei denjenigen die zur Kontrollgruppe gehörten und deshalb kein Vitamin D erhielten, waren es etwa 50 Prozent – also 25 Mal mehr.[25] Von der Vitamin-D-Gruppe starb keiner an COVID-19, allerdings 15 Prozent der Patienten aus der Kontrollgruppe. Mir persönlich ist es allerdings schleierhaft, weshalb immer noch Studien dieser Art durchgeführt werden. Zum einen sterben mehr Menschen wie hier in der Kontrollgruppe, zum anderen aber auch in der breiten Bevölkerung, weil offensichtlich erst dann der Vitamin-D-Spiegel aller Menschen kassenärztlich korrigiert wird, wenn die letzte Studie abgeschlossen ist. Ethisch verträglicher wäre es, einfach alle Menschen mit ausreichend Vitamin D zu versorgen (und mit allen anderen Mikronährstoffen, die bei Mangel einen Zytokinsturm wahrscheinlicher machen), wie dies zumindest im kleineren Rahmen in manchen Seniorenheimen stattfand: So überlebten 82,5 Prozent der Senioren, die in ihren Heimen Vitamin D verabreicht bekamen und an COVID-19 erkrankten. In der Vergleichsgruppe, also bei denjenigen, die in ihrem jeweiligen Heim kein Vitamin D bekamen, überlebten hingegen nur 44,4 Prozent die Infektion.[26] Trotz der eindeutigen Schlussfolgerung der Studienautoren, »dass eine Vitamin-D3-Supplementierung während oder kurz vor COVID-19 bei gebrechlichen, älteren Menschen verbunden war mit weniger schwerem COVID-19 und einer besseren Überlebensrate«, ist die Korrektur eines Vitamin-D-Mangels leider immer noch nicht gängige Praxis. Damit es in dieser für mich völlig unverständlichen Situation (zum Beispiel zahlen viele Krankenkassen eine Vitamin-D-Spiegel-Untersuchung nur bei Verdacht auf Osteoporose, was bedeutet, erst bei möglichem Eintritt eines Schadens[27]) nicht zu einer Selbsthilfepraxis kommt, muss meines Erachtens ein schnelles Umdenken in der Gesellschaft einsetzen, also bei den Institutionen, die die Richtlinien festlegen, bei den Ärzten, die notfalls Eigeninitiative zeigen müssen, und bei den Patienten, die sich auch selbst informieren und Leistungen einfordern müssen. Ziel sollte eine flächendeckende Bestimmung der Vitamin-D-Spiegel sein und eine großzügigere Verschreibungspraxis von wirkungsvollen Vitamin-D3-Präparaten (nebst einer Analyse und Korrektur sämtlicher relevanten Mikronährstoffe, die wir im Weiteren noch besprechen werden).

Die weitverbreitete Angst vor einer Vitamin-D-Überdosierung ist zwar berechtigt (jede Art einer Überdosierung, das steckt schon im Wort, ist nicht gut), sollte aber niemanden davon abhalten, den Vitamin-D-Spiegel untersuchen zu lassen und ihn, wenn nötig, zu korrigieren. Denn wie die folgende Grafik illustriert, stellt ein Mangel an Vitamin D eine sehr große Gefahr dar. Sie ist umso größer, je größer das Defizit ist.[28] Mit zunehmender Erhöhung des Vitamin-D-Spiegels kommt man in einen sehr breiten gesunden Bereich, und erst bei sehr hohen Konzentrationen steigt wieder die Gefahr gesundheitlicher Risiken.

Der evolutionsbiologische Grund dafür, dass die Kurve die Form des unteren Endes eines Hockeyschlägers (*hockeystick*) hat und beispielsweise nicht die eines »U«, bei der Mangel und Überschuss gleichwertige Gefahren darstellen, ist sehr wahrscheinlich der Umstand, dass unsere Vorfahren immer dasjenige Nahrungsmittel in größeren Mengen aßen, das die Natur gerade hergab. Da die Basisnahrung des Fischers und Sammlers jedoch grundsätzlich vitalstoffreich war, wurden Defizite vermieden. Allerdings wäre zu

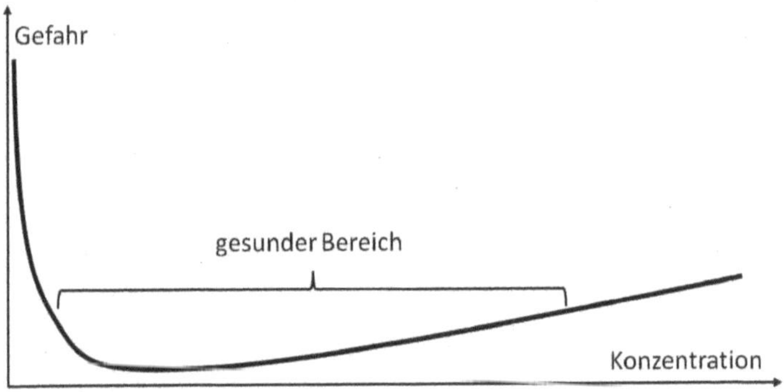

Hockeystick-Konzentrationskurve bei essenziellen Nährstoffen wie beispielsweise Vitamin D.

erwarten, dass jahreszeitlich bedingt die eine oder andere Nahrung, ob pflanzlich oder aus dem Meer, in größerer Menge vorhanden war. Solche saisonalen Überschüsse tolerieren zu können war jedoch lebenswichtig und wurde somit Teil des genetischen »Toleranzprogramms«. Deshalb gilt diese hockeyschlägerähnliche Kurve auch heute noch für die meisten essenziellen Nährstoffe, die noch zu besprechen sind, weshalb ich sie auch ohne Konzentrationsangaben und damit allgemeingültig gezeichnet habe.

Das Optimum beziehungsweise der tiefste Punkt der Kurve, der mit der geringsten Gefahr eines Zytokinsturms, aber eben auch eines Herzinfarkts, einer Krebs- oder Alzheimer-Erkrankung einhergeht, liegt für Vitamin D bei etwa 100 nmol/l, also noch etwas höher als die 70–75 nmol/l, die die US-amerikanische *Endocrine Society*, eine Gesellschaft von Hormonspezialisten, als Richtwert angibt.[29] Sehr viel höher sollte die Blutkonzentration jedoch auch nicht sein, denn der zuvor erwähnten dänischen Studie zufolge steigt dann das Sterberisiko wieder langsam an. Werte weit über 130–150 nmol/l sollten daher vermieden werden, sind aber mit einer ausgewogenen Ernährung praktisch kaum zu erreichen – mit Nahrungsergänzungsmitteln hingegen schon. Aufgrund dieser Überlegungen und aufgrund der Gesamtstudienlage sollte zwar ein Vitamin-D-Spiegel zwischen 70 bis 130 nmol/l angestrebt, aber auch regelmäßig ärztlich überwacht werden.

COVID-19 geht, die Müdigkeit bleibt. Chronische Müdigkeit und Antriebslosigkeit nach überstandenem COVID-19 (Long COVID) ist ein wiederkehrendes Thema in den Nachrichten. Dabei ist eine sogenannte chronische Ermüdungskrankheit (chronic fatiguing illness) auch eine bekannte Begleiterscheinung von Autoimmunkrankheiten und Krebs sowie Hauptsymptom des sogenannten Chronischen Fatigue Syndroms. Bei all diesen Krankheiten lässt sich die chronische Müdigkeit durch einen chronischen Mangel an Vitamin D erklären, der sich während der entsprechenden Krankheitsprozesse, wie beispielsweise eine Infektion, durch den höheren Stoffwechsel des Immunsystems meist noch verschlimmert.[30] Allerdings trägt auch der Mangel an einer Vielzahl von anderen Mikronährstoffen zu chronischer Antriebslosigkeit und Müdigkeit bei.[31] So zeigen klinische Studien, dass eine ausgewogene Ernährung mit Vollkornprodukten, die einen hohen Anteil an Ballaststoffen haben, sowie Polyphenol-reichem (buntem) Obst und Gemüse und aquatischen Omega-3-Fettsäuren krankheitsbedingte Müdigkeitssymptome verbessert.[32] So gehen letztendlich antientzündliche und antriebstärkende Ernährungsweise Hand in Hand.

II. Aquatische Omega-3-Fettsäuren

Wir haben ein gigantisches, globales Problem, das meiner Meinung nach noch wesentlich gravierender ist als CO-VID-19: Uns geht der Fisch aus. Schon längst kann die stetig wachsende Weltbevölkerung nicht mehr mit ausreichend aquatischen Omega-3-Fettsäuren versorgt werden – mit dramatischen Auswirkungen auf *alle* Körperfunktionen und der Gefahr unzähliger Folgeerkrankungen.[33] Da Fische (und andere Meeresbewohner wie Krebse, Muscheln oder Krill) nicht zur Eigensynthese aquatischer Omega-3-Fettsäuren fähig sind, müssen sie diese (wie wir) über die Nahrungskette aufnehmen, die mit Mikroalgen (einzelliger, pflanzlicher Teil des Planktons) beginnt. Daher kann man auch durch Fischzucht das Problem der globalen Unterversorgung mit Omega-3-Fettsäuren nicht lösen. Der weltweite Omega-3-Index befindet sich deshalb im Sinkflug.

Omega-3-Index. Der Omega-3-Index entspricht dem prozentualen Anteil von EPA und DHA – den beiden aquatischen Omega-3-Fettsäuren, aus denen der menschliche Körper die entzündungshemmenden Zytokine bildet – gegenüber allen anderen Fettsäuren in der Membran roter Blutkörperchen (Erythrozyten). Dieser Prozentsatz ist repräsentativ für den gesamten Organismus, also auch für das Gehirn, die Blutgefäße oder das Immunsystem. Zur Bestimmung des Omega-3-Index genügt ein Tropfen Blut. Manche Labore bestimmen gleichzeitig den Omega-6-Index und damit den O6/O3-Quotienten sowie Transfettsäuren und viele andere wichtige

Blutfettmarker.[34] Aufgrund der fundamentalen Bedeutung all dieser Parameter für die Gesundheit (nicht nur in Bezug auf COVID-19) sollte meiner Meinung nach eine entsprechende Untersuchung zur ärztlichen Routine gehören. Genauso wie eine ausführliche Beratung darüber, wie die Werte durch eine gesunde Ernährung optimiert werden können. Dies ist auch deshalb wichtig, weil eine Therapie mit sogenannten Blutverdünnern, wie sie bei älteren Menschen sehr häufig durchgeführt wird, bei optimalem Omega-3-Index obsolet sein könnte. Aber Vorsicht: Beides zugleich einzunehmen, aquatische Omega-3-Fettsäuren und diese Medikamente, könnte aufgrund ihrer ähnlichen Wirkung auf die Blutgerinnung zu inneren Blutungen führen.[35] Deshalb sollte man bei entsprechenden Vorerkrankungen die natürlichen aquatischen Omega-3-Fettsäuren nur unter ärztlicher Kontrolle einnehmen. So muss man auf die vielfältigen positiven Eigenschaften dieser Wirkstoffe nicht verzichten und kann sich eventuell sogar gegen die Einnahme künstlicher Wirkstoffe wie Warfarin oder Aspirin entscheiden.

Ein Omega-3-Index von über 8 Prozent schützt vor Herzkreislauferkrankungen.[36] Ein Wert unter vier Prozent hingegen erhöht dramatisch die Wahrscheinlichkeit eines plötzlichen Herztodes oder tödlichen Schlaganfalls. Wie die folgende Weltkarte zeigt, erreicht mittlerweile nur noch die Bevölkerung sehr weniger Nationen einen Omega-3-Index von 8 Prozent und darüber, der einer adäquaten Versorgung entsprechen würde.[37]

Omega-3-Zytokine wirken im Gegensatz zu den Omega-6-Zytokinen vorwiegend entzündungshemmend. Daher ist

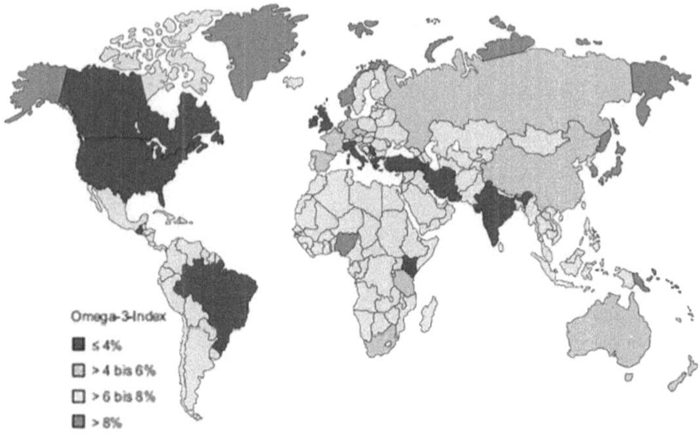

Nationaler Omega-3-Index korreliert mit Herztod- und Schlaganfallrisiko, aber auch mit der COVID-19-Sterberate.

zu erwarten, dass die Höhe des Omega-3-Index in umgekehrter Beziehung steht zur Sterberate an COVID-19. Und tatsächlich zeigt sich dies bei den nationalen Sterberaten: Je geringer der durchschnittliche Omega-3-Index einer Nation, umso höher die Wahrscheinlichkeit schwerer bis tödlicher Krankheitsverläufe – und umgekehrt.[38] So verzeichnen diejenigen Länder, die auf der oben gezeigten Karte mit unter vier Prozent die weltweit niedrigsten Omega-3-Indizes haben (wie die USA, Kanada, Brasilien, England, Irland, Indien und Italien), auch die höchsten COVID-19-Sterberaten. Dagegen berichten Länder mit den höchsten Omega-3-Indizes von über acht Prozent (wie Norwegen oder Japan) vergleichsweise geringe COVID-19-Sterberaten. Obwohl es sich hier nur um korrelative Beobachtungen handelt, ist eine Kausalität aufgrund der immunologischen Funktion der aquatischen Omega-3-Fettsäuren sehr wahrscheinlich. Der Zusammenhang wurde mittlerweile auch direkt durch eine entsprechende Untersuchung bei Patienten bestätigt.[39] Laut den Ergebnissen der Studie war die Wahrscheinlichkeit, an COVID-19 zu sterben, viermal höher, wenn der Omega-3-Index unter 5,7 Prozent lag, gegenüber denjenigen Patienten, deren Wert sich darüber befand.

Wie schon zuvor erwähnt, sind Fisch, Krill (meist als Öl) oder sonstige Meeresfrüchte zwar unsere natürliche Quelle für aquatische Omega-3-Fettsäuren, sie produzieren sie allerdings nicht selbst, sondern sind nur »Zwischenhändler«. Die globalen Hauptproduzenten sind vielmehr Mikroalgen. Als wesentlicher Bestandteil des Planktons wurden deren Fettsäuren über die Nahrungskette, also über Meeresfrüchte oder über Krill und Fisch, zur Grundnahrung des prähistorischen Fischers und Sammlers und verschafften ihm einen entscheidenden evolutionären Vorteil.[40] Beispielsweise erreichte seine Hirngröße – durch eine an den auch für das Hirnwachstum essenziellen aquatischen Omega-3-Fettsäuren reiche Ernährung – am Ende der Altsteinzeit ein Maximum: Es hatte 11 Prozent mehr Volumen als das heutige durchschnittliche menschliche Gehirn.[41] Ob sie deshalb auch geistig fitter waren, ist natürlich nicht mehr zu belegen. Aber auch wenn unsere Vorfahren mit den größeren Gehirnen kein Handy (als Symbol modernen, fortschrittlichen Lebens) bedienen konnten (weil es schlichtweg noch keines gab), könnte ich mir vorstellen, dass das erfolgreiche Überleben und Fortpflanzen in der freien Natur womöglich größere mentale Leistungsfähigkeit erforderte als unser heutiges (Über-)Leben in der sogenannten zivilisierten Welt. Zumindest waren die physischen Fähigkeiten durch die damalige Ernährungs- und Lebensweise sehr wahrscheinlich besser als die moderner Gesellschaften, das zeigt schon der Vergleich zu heute noch lebenden Wildbeutersippen, wie entsprechende Untersuchungen eindeutig belegen.[42]

Für einen Omega-3-Index im idealen Bereich von mindestens acht und idealerweise bis elf Prozent[43] benötigt ein erwachsener Mensch etwa ein bis zwei Gramm aquatischer Omega-3-Fettsäuren täglich, idealerweise EPA und DHA in etwa gleichem Mengenverhältnis. Um bei sinkendem Wildfischfang und einer wachsenden Weltbevölkerung diese Versorgung für alle Menschen gewährleisten zu können, ist eine Alternative nötig. Eine gleichermaßen gesunde wie nachhaltige Option gibt es bereits: Algenöl aus Mikroalgen. Mit Öl aus diesen einzelligen Pflanzen als neuem, revolutionärem Nahrungsmittel kann die traditionelle aquatische Nahrungskette übersprungen werden, indem wir direkt zum Ursprung allen Lebens zurückgehen. Und das ist gar nicht schwierig, denn Mikroalgen sind in gewaltigen Containern in praktisch unbegrenzter Menge kultivierbar.[44] Algenöl ist deshalb frei von Pestiziden oder sonstigen Giftstoffen und aus all diesen Gründen derzeit eine alternativlose globale Nahrungsquelle für die beiden aquatischen Omega-3-Fettsäuren EPA und DHA.

III. Selen

Selen gehört zu denjenigen Spurenelementen, die wie Jod oder Lithium über Jahrmillionen der Erdgeschichte aus den Böden gewaschen wurden und sich deshalb meist nur noch in den Ozeanen und damit eben auch in Fisch und Meeresfrüchten in ausreichend hoher Konzentration finden. Landwirtschaftliche Produkte hingegen, insbesondere diejenigen, die auf den selenarmen Böden Europas wuchsen, sind arm an Selen, weshalb ein Selenmangel in der europäischen Bevölkerung weit verbreitet ist.[45] Das ist höchst problematisch, da dieses Spurenelement für unsere Gesundheit von überragender Bedeutung ist beziehungsweise ein Selenmangel gravierende negative gesundheitliche Auswirkungen hat, die man aber kaum beachtet, da sie zur »Normalität« zu gehören scheinen.

Selen ist ein einzigartiges Spurenelement, weil sein Bedarf im Gegensatz zu allen anderen Spurenelementen im menschlichen genetischen Code direkt verankert ist: Eine spezielle selenhaltige Aminosäure (Aminosäuren sind die Bausteine von Proteinen bzw. Eiweiß), das Selenocystein, wird über einen ebenso speziellen Signalcode in bestimmte Proteine eingebaut. Insgesamt codiert unser Erbgut 25 verschiedene Selenoproteine.[46] Selenoproteine haben ein breites Spektrum an Funktionen, die allesamt für ein intaktes Immunsystem essenziell sind. Deshalb erhöht ein Selenmangel beispielsweise das Krebsrisiko. Umgekehrt wirken Selen beziehungsweise Selenoproteine präventiv gegen Krebs,[47] indem sie überschüssige Sauerstoffradikale – das sind proentzündlich wirkende, potenziell toxische Stoffwechselprodukte – abfangen. Daher gilt Selen als antientzündlich, wirkt aber auch antibakteriell und antiviral.[48]

In einer deutschen Studie fand man heraus, dass ein Selen-Mangel mit einer höheren COVID-19-Sterberate verknüpft ist.[49] Auch wenn es sich hier ebenfalls nur um eine Korrelation handelt, ist eine Kausalität aufgrund der vielfältigen immunologischen (antientzündlichen) Funktionen der Selenoproteine sehr wahrscheinlich. Eine weitere Untersuchung aus China nutzte den Umstand, dass es in unterschiedlichen Teilen des Landes aufgrund der Bodenkonzentrationen an Selen erhebliche Unterschiede in der Selenzufuhr gibt. Hier zeigte sich, dass Regionen, in denen mit 188 µg/Tag relativ viel Selen zugeführt wurde, die Genesungsrate nach COVID-19 bis zu dreimal höher war als in Regionen mit einer Zufuhr deutlich unter 55 µg/Tag.[50] Hier, wie bei allen immunwirksamen Mikronährstoffen, ist das Problem Korrelation versus Kausalität nicht vollständig zu lösen. Man kann den Lösungsversuch mit dem bei einem Gerichtsverfahren vergleichen, bei dem man nur Indizien, aber keinen Augenzeugen hat. Liegen genügend Hinweise vor, wie im Fall von Selen die wichtige immunologische Funktion der Selenoproteine sowie die Beobachtungen, dass ein Mangel einen Zytokinsturm wahrscheinlicher macht, dann sollte man – um bei diesem juristischen Beispiel zu bleiben – Selen bzw. dessen Mangel schuldig sprechen und eine Korrektur des Selen-Spiegels anstreben.

Ein gesunder Selen-Spiegel liegt bei 120 (+/- 20) µg/l (Blutserum) beziehungsweise 135 (+/- 15) µg/l (Vollblut). Liegt der Selen-Spiegel unterhalb von 80 µg/l im Serum bzw. 100 µg/l im Vollblut, besteht ein Selenmangel. Um diesen zu vermeiden, ist eine sehr geringe Aufnahmemenge von 55 bis 75 Mikrogramm (µg)/Tag essenziell.[51] Eine tägliche Zufuhr bis 800 µg/Tag gilt noch als tolerabel, wobei die sichere Obergrenze als 400 µg/Tag definiert ist. Vor allem die Produkte der Kokosnuss, wie Kokosflocken oder Kokosmilch (jedoch nicht das Kokosöl), besitzen mit bis zu 800 µg/100 g außergewöhnlich große Mengen, weshalb schon ein bis zwei Esslöffel (etwa 10 Gramm) an getrockneten Kokosflakes den Tagesbedarf decken. Wer Kokosnuss nicht mag, sollte – je nach Feststellung der Mangelsituation durch einen Arzt, um Überdosierungen zu vermeiden – Selen supplementieren. Relativ viel Selen liefern zwar auch Hülsenfrüchte, allen voran Soja und Linsen sowie Vollkorngetreide, doch mit einem Gehalt von (je nach Produktionsort) etwa 10 bis 20 µg/100 g müsste man schon mehrere Hundert Gramm täglich davon essen, um eine ausreichende Versorgung zu gewährleisten.

IV. Lithium

Lithium ist als Spurenelement zwar noch nicht offiziell anerkannt, aber spätestens seit man aufgrund zweier japanischer Studien weiß, dass schon sehr geringe Mengen das Leben verlängern, ein Mangel hingegen die Selbstmordrate erhöht, muss dieses Leichtmetall als lebenswichtiges Spurenelement betrachtet werden.[52] Es erfüllt als solches auch das dafür entscheidende Kriterium, dass es schon in Mikromengen zelluläre Prozesse reguliert, die für eine gesunde körperliche und geistige Entwicklung sowie den Erhalt unserer Gesundheit von entscheidender Bedeutung sind.[53] Da Leitungswasser meist arm an Lithium ist, denken Wissenschaftler immer wieder, und wie ich meine zu Recht, darüber nach, ob man unserem Trinkwasser nicht Lithium zusetzen sollte.[54] Da es aber in absehbarer Zeit wahrscheinlich nicht dazu kommen wird und weil nur Meeresfisch[55] ausreichend Lithium enthält, empfehle ich lithiumhaltiges Mineral- oder Heilwasser.[56]

Eine tägliche Zufuhr von 0,3 bis 1 Milligramm ist notwendig, um sich vor Depression und Alzheimer sowie entzündlichen Prozessen zu schützen.[57] Das ist nur etwa ein Tausendstel dessen, was zur Therapie einer manischen Depression verabreicht wird, und somit frei von unerwünschten Wirkungen. Doch schon in diesen geringen (mikrodosierten) Mengen ist es aufgrund seiner vielfältigen Wirkungen in der Lage, Enormes zu leisten, wie beispielsweise den Alzheimer-Prozess zumindest in einer frühen Phase der Erkrankung aufzuhalten.[58]

Die Multipotenz von mikrodosiertem Lithium blieb auch in der COVID-Pandemie nicht unentdeckt, zumal die zentralen Mechanismen sowohl bei chronischen als auch akuten Entzündungen schon lange bekannt sind.[59] Das Spurenelement hemmt gleich mehrere zentrale molekulare Schaltstellen, deren Aktivität zum Entstehen des Zytokinsturms beitragen.[60] Allerdings gibt es bisher kein Medikament, das so gut wirkt wie Lithium, weshalb es Zeit wird, Lithium als essenzielles Spurenelement anzuerkennen und so eine für alle Menschen unproblematische mikrodosierte Supplementierung zu ermöglichen.

Die Vielfalt essenzieller Vitalstoffe

Wie schon am Anfang dieses Kapitels gesagt, gibt es keinen essenziellen Vitalstoff, dessen Defizit nicht mit einer gestörten Immunabwehr und dem erhöhten Risiko eines schweren COVID-19-Verlaufs direkt oder indirekt in Verbindung gebracht worden wäre. Zu diesen essenziellen Vitalstoffen gehören neben Zink und Selen auch Kupfer[61] sowie neben Vitamin D auch die Vitamine A, E[62] und K[63]. Hier nur ein paar weitere Beispiele:

Vitamin C: Immer mehr Studien belegen, was man schon lange wusste und was in der *Ärzte Zeitung* kürzlich zu lesen war: »Ein gutes Zusammenspiel von Mikronährstoffen ist ein wesentlicher Garant für ein optimal arbeitendes Immunsystem. Eine herausragende Bedeutung hat dabei Vitamin C, denn Vitamin C erschwert das Eindringen von SARS-CoV-2 in die Wirtszelle, aktiviert viele antivirale Immunprozesse und schützt gleichzeitig Gefäße und Lunge vor dem Zytokinsturm.«[64] Deshalb schützt eine gute, präventive Vitamin-C-Versorgung vor einer Infektion mit Corona. Umgekehrt erhöht ein Vitamin-C-Mangel das Infektionsrisiko und die Wahrscheinlichkeit eines schweren COVID-19-Verlaufs.[65] So haben COVID-19-Patienten meist einen massiven Vitamin-C-Mangel. Dieser ist häufig so gravierend, dass er sogar unterhalb eines Wertes liegt, bei dem es zu Skorbut kommen kann.[66]

Skorbut ist die Folge eines extremen Vitamin-C-Mangels (Vitamin C hieß ursprünglich »Antiskorbut-Vitamin«, der chemische Begriff ist Ascorbinsäure). Die tödliche Krankheit ist gekennzeichnet durch eine Schwächung des Bindegewebes, was zu schlechter Wundheilung und beeinträchtigter Immunität führt, da Keime leichter ins Gewebe eindringen können. Personen mit Skorbut sind sehr anfällig für potenziell tödliche Lungenentzündung.[67] Umgekehrt senkt diese aufgrund des erhöhten Stoffwechselbedarfs den Vitamin-C-Spiegel, sodass Skorbut häufig auf infektiöse Epidemien in der Bevölkerung folgt, insbesondere bei Personen, die bereits einen Vitamin-C-Mangel hatten.

Obwohl die zur Vorbeugung von Skorbut benötigte Menge an Vitamin C relativ gering ist (etwa 10 Milligramm (mg)/Tag)[68], ist die empfohlene Zufuhr von Vitamin C bis zu zwanzigmal höher. So deckt eine Ernährung, die 100–200 mg/Tag Vitamin C liefert, den Grundbedarf und verringert das Risiko für chronische Krankheiten.[69] Aufgrund der geringen Speicherkapazität des Körpers für das wasserlösliche Vitamin ist eine regelmäßige und ausreichende Zufuhr erforderlich, um einen Vitamin-C-Mangel zu verhindern. Hier bewahrheitet sich das englische Sprichwort: »An apple a day keeps the doctor away«. So zeigte eine britische Studie, dass ein Apfel im Vergleich zu einer Statin-Tablette (Statine werden zur Cholesterin-Senkung verschrieben) besser für die Gesundheit ist: Er erzielt in etwa die gleiche Wirkung, soweit es den Cholesterin-Spiegel betrifft, jedoch ohne unerwünschte Nebenwirkungen![70] Mittlerweile gibt es auch klinische Studien, die – und das sollte nun niemanden mehr erstaunen – zeigen, dass eine Versorgung von schwerstkranken COVID-19-Patienten mit Vitamin C deren Chancen, die Krankheit lebend zu überstehen, zumindest leicht erhöht.[71] Aber eben nur leicht, weshalb auch für Vitamin C gilt: Prävention ist besser als Therapie.

Vitamin-B-Komplex: Auch alle B-Vitamine, von Vitamin B1 bis Vitamin B12, sind essenziell für eine gesunde Immunabwehr und das Verhindern eines Zytokinsturms.[72] So etwa

Nicotinamid: Dieser Wirkstoff gehört zu den B3-Vitaminen und hemmt proentzündliche Zytokine.[73] Ein hoher Nicotinamid-Spiegel ist deshalb wichtig für die Prävention chronischer Entzündungsprozesse und eines Zytokinsturms.[74]

Vitamin B6, aber auch Vitamin B9 und nicht zuletzt Vitamin B12 sind Co-Faktoren bei der Umwandlung der Aminosäure Methionin in die Aminosäure Cystein. Mangelt es an nur einem dieser drei Vitamine, kommt es zu einer Erhöhung von Homocystein, einem Zwischenprodukt dieses Prozesses, und das ist höchst ungesund: Homocystein ist extrem proentzündlich und schädigt die Blutgefäße. Da es bei sehr vielen Menschen an einem dieser B-Vitamine mangelt (insbesondere an B12), ist Homocystein deshalb leider auch ein guter prognostischer Marker für schwere bis tödliche COVID-19-Verläufe.[75] Es ist daher außerordentlich wichtig, neben einer Überprüfung des Vitamin-Status auch den Homocystein-Spiegel zu untersuchen und entsprechend korrigierend einzugreifen. Das ist nicht nur für eine eventuelle Corona-Infektion relevant: Erhöhte Homocystein-Spiegel sind auch mit Ursache für nahezu alle Zivilisationskrankheiten (unter anderem Arteriosklerose und Alzheimer). Deshalb empfiehlt das deutsche Homocystein-Netzwerk nach Auswertung verschiedener Studien, Blutwerte zwischen 6 bis 8 Mikromol/Liter anzustreben.[76]

Auch ein Vitamin-K-Mangel steht in dem konkreten Verdacht, einen schweren und möglicherweise tödlichen COVID-19-Verlauf mit zu verursachen.[77]

Den bei den COVID-19-Risikogruppen ebenfalls oft vorzufindenden Magnesium-Mangel haben wir schon im Zusammenhang mit einer Erfolg versprechenden Präventionsstrategie (Vitamin D plus Magnesium plus Vitamin B12) besprochen.

Magnesium ist elementar für die Funktion unseres Immunsystems. Zudem macht ein Magnesium-Mangel unsere Blutgefäße (Endothelzellen) anfälliger für virale Angriffe, steigert die Gefahr von Thrombosen und hemmt deren Auflösung – alles gesundheitliche Gefahren, die auch bei einem Zytokinsturm zu erwarten sind. Deshalb macht ein Magnesium-Mangel diesen nicht nur wahrscheinlicher, sondern auch gefährlicher. Für eine ausreichende tägliche Versorgung mit Magnesium sollte also gesorgt sowie der Magnesium-Spiegel überprüft und gegebenenfalls angepasst werden, um gut gegen COVID-19 und andere immunologische Erkrankungen gewappnet zu sein.[78]

Nicht zuletzt sind, wie bereits erwähnt, viele Pflanzenstoffe, auch wenn sie nicht zu den Vitaminen gezählt werden, wichtig für eine effektive Immunabwehr und zum Erhalt eines gesunden Gleichgewichts zwischen den ständigen pro- und antientzündlichen Prozessen unseres Stoffwechsels.[79] Zu diesen gehören die Inhaltstoffe von Gewürzen, grünem Tee oder Nüssen sowie allen Obst- und Gemüsesorten. Letztere liefern auch viele Ballaststoffe, die man ebenfalls zu den Vitalstoffen rechnen sollte, denn auch sie wirken antientzündlich und reduzieren, wie Studien ergaben, die Häufigkeit und Schwere von Erkrankungen der Atemwege.[80]

Unendliche Komplexität der Natur am Beispiel Zink

Die Bedeutung des Spurenelements Zink für die Entwicklung und Funktion des Immunsystems wurde in zahlreichen Studien nachgewiesen.[81] Da ein Zinkmangel sowohl zu einer veränderten Anzahl an Immunzellen als auch zu deren Funktionsstörung führt, haben Menschen mit suboptimaler und vor allem mangelhafter Zinkversorgung ein erhöhtes Risiko für Autoimmunerkrankungen und Krebs, aber auch ein deutlich erhöhtes Risiko, an viralen Infektionen zu erkranken.[82] Da ein leichter Zinkmangel zur leider unnatürlichen Normalität gehört und meist erst langfristig Krankheiten verursacht, die ebenfalls zu dieser unnatürlichen Normalität gehören, wird er selten untersucht. Doch bei Zinkmangel reagiert, wie bei Vitamin-D-Mangel auch, von allen Körpersystemen die Immunabwehr am empfindlichsten und ist zuerst beeinträchtigt.[83] Ein gravierender Zinkmangel betrifft etwa ein Drittel der Weltbevölkerung, und der Umstand, dass ein solcher mitverantwortlich ist für etwa 16 Prozent aller Infektionen der tiefen Atemwege (Bronchien und Lunge) weltweit, lieferte den Anfangsverdacht auf einen Zusammenhang zwischen Zinkmangel und schweren COVID-19-Verläufen. Inzwischen wurde dieser bestätigt: Selbst bei einem noch milden Zinkmangel wird die Immunfunktion wahrscheinlicher in Richtung Sturm geschaltet, weshalb Patienten mit Zinkmangel bei einer Corona-Infektion deutlich schlechtere Karten haben.[84]

Zink hat so viele Funktionen, dass deren Aufzählung den Rahmen dieses Buches sprengen würde. Deshalb hier nur ein paar für unser Thema relevante Beispiele:

- Zink verhindert, dass Viren in den Körper eindringen
- Zink hemmt die Vermehrung von Viren
- Zink ist wichtig für eine ausgewogene Immunantwort bei Infektionen. So erhöht Zinkmangel die Produktion und die Freisetzung proentzündlicher Zytokine, was wiederum durch Zinkgabe verhindert werden kann.[85]

Ein Zinkdefizit zu beheben ist bei viralen Erkrankungen der Atemwege deshalb meist effektiver, als Standardmedikamente zu verabreichen. Da insbesondere COVID-19-Risikogruppen häufig unter Zinkmangel leiden, gehen Wissenschaftler der Universität Aachen davon aus, dass ältere Personen und Patienten mit chronischen Krankheiten höchstwahrscheinlich von einer Zink-Supplementierung profitieren würden, und wären dafür – und meines Erachtens völlig zu Recht – bereit, bei COVID-19 die pascalsche Wette einzugehen: »Obwohl Studien erforderlich sind, um die Wirkung von Zink als Therapieoption für etablierte Krankheiten zu testen, sollte jetzt mit der vorbeugenden Supplementierung von Probanden aus Risikogruppen begonnen werden, da Zink eine kostengünstige, weltweit verfügbare und einfach zu verwendende Option mit geringen bis keinen Nebenwirkungen ist.«[86]

Die Natur ist unendlich komplex, und Zink ist ein hervorragendes Beispiel, um sich davon ein Bild zu machen. Ungefähr 10 Prozent der etwa 20 000 Proteine, die unser Organismus aus entsprechenden Genen in unterschiedlicher Kombinatorik in den vielen Zelltypen und in den verschiedenen Lebensphasen herstellt, benötigen Zink, um zu funktionieren.[87] Viele dieser etwa 2000 Zinkproteine regulieren die Aktivität von Hunderten bis Tausenden von Genen, die wiederum zum Teil Zinkproteine codieren und so weiter und so fort, sodass sich ein extrem komplexes Netzwerk an Wechselwirkungen ergibt. Schon das wenige, das wir bisher darüber wissen, macht einen sprachlos. Begibt man sich auf die Spuren nur dieses einen einzigen Spurenelements, muss man sich unweigerlich verlaufen.

Da wir diese enorme Komplexität niemals vollständig erfassen werden, was in diesem Zusammenhang auch für Selen, Vitamin D, Lithium, Omega-3-Fettsäuren und alle weiteren Stoffe gilt, bleibt uns nur das Vertrauen in die eigene Natur, also in ihre Fähigkeit, sich selbst zu regulieren. Denn jeder Versuch, die gesundheitlichen Konsequenzen eines Defizits mit einem Medikament zu »kompensieren« oder zu »reparieren«, muss kläglich scheitern. Wir verstehen nicht einmal ansatzweise, wie das funktionieren könnte. Deshalb ist Prävention besser als Therapie, und die beste Prävention ist eine gesunde, vitalstoffreiche Ernährung, aus der unser Körper alles entnehmen kann, was er für seine Eigenregulation benötigt – und alles andere, wenn nötig, in natürlichen Mengen zu supplementieren, wenn eine ausgewogene Ernährung nicht ausreicht. Als prominente Beispiele dafür seien hier Vitamin D und aquatische Omega-3-Fettsäuren nochmals ausdrücklich erwähnt.

Wie Studien zeigen und wie ich in diesem Kapitel dargestellt habe, haben COVID-19-Patienten in der Regel mehr als nur ein einziges und häufig auch mehr als ein geringes Defizit. Je größer die einzelnen Defizite sind und je mehr davon gleichzeitig vorliegen, umso wahrscheinlicher enden diese Patienten aufgrund eines Zytokinsturms und schwerer Lungenfunktionsstörungen auf einer Intensivstation.[88] Die Erfolge von Kombinationstherapien, durch die die eklatantesten und häufigsten Mängel behoben werden, sind aufgrund dieser Erkenntnis gut zu erklären.[89] Weniger gut zu erklären ist jedoch, warum sie nicht schon längst gängige klinische Praxis sind. Stattdessen breitet sich der westliche Ernährungsstil in immer größeren Teilen der Welt aus.[90] Um dem entgegenzuwirken, fragte der

Ernährungsexperte Shameer Mehta vom University College London schon im April 2020 in einem gleichnamigen Übersichtsartikel: »Ernährungsstatus und COVID-19: eine Chance auf dauerhafte Veränderungen?«[91] Für Mehta liefert der derzeitige Zustand im Dauerlockdown ohne Aussicht auf ein unmittelbares Ende der sozialen Distanzierung die Möglichkeit, eine starke Botschaft über die Bedeutung der Ernährung auszusenden. Er sieht, wie er schreibt, »einen beispiellosen und einzigartigen Vorteil eines im Lockdown eingesperrten Publikums auf nationaler Ebene, der ausgenutzt werden sollte«. Diese Art der Argumentation ist zwar perfide in dem Sinne, dass wenn schon alle aufgrund einer hohen Corona-Infektionsgefahr Hausarrest haben, man diese »Auszeit« nutzen könnte, um über die Ursachen der Pandemie nachzudenken. Aber letztendlich hat er in einem wesentlichen Punkt recht: Unser Ernährungsstil ist sicherlich eine, wenn nicht sogar *die* entscheidende Komponente des viralen Geschehens, und wir alle haben die Chance, diese dauerhaft zu unseren Gunsten zu ändern.

Kapitel 6

Teuflischer Giftbecher

Alle Dinge sind Gift, und nichts ist ohne Gift.
Allein die Dosis macht, dass ein Ding kein Gift ist.
Paracelsus (1493–1541)

Der süße Weg in den Sturm

Wir essen und trinken tagtäglich aus einem Giftbecher, meist ohne ihn als solchen wahrzunehmen – im Gegenteil, wir glauben möglicherweise sogar, dass sein Inhalt uns guttut. Denn die Nahrungsmittelindustrie nutzt auf nahezu teuflische Weise einen tief in all unseren Zellen verankerten Schwachpunkt: unsere evolutionsbiologische Programmierung, Süßes und Fettiges zu favorisieren. Der Grund dafür ist leicht zu erklären. In der Natur sind nahezu alle Nahrungsmittel vitalstoffreich, aber selten energiereich. Für unsere prähistorischen Urahnen waren deshalb nicht Vitalstoffe, sondern Energieträger »Sprengels Minimum« fürs Überleben. Sie zu erkennen und zu bevorzugen wurde deshalb zum Selektionskriterium bei der Entwicklung des menschlichen Geschmacks- und Geruchssinns wie auch des Verhaltens. Doch heute ist die Situation genau umgekehrt: Unsere in der industriellen Landwirtschaft produzierte Nahrung ist energiereicher und zugleich vitalstoffärmer geworden, aber unsere allzu menschlichen Instinkte sind immer noch die alten. Vermutlich ist es in der langen Geschichte der menschlichen Evolution zum ersten Mal möglich, sich mit Zucker akut, aber vor allem chronisch zu vergiften. Wir hatten keine Chance, uns in der relativ kurzen Zeit, in der industriell gefertigter Zucker zum hochkalorischen Hauptbestandteil unserer Nahrung wurde, genetisch anzupassen.

Für unsere altsteinzeitlichen Urahnen gab es nur wenige natürliche Zuckerquellen, das zufällige Aufstöbern einer Bienenkolonie war eher selten. Und selbst, wenn man dieses Glück hatte, musste man meist auf einen hohen Baum klettern, um an den Honig zu gelangen. Die Versorgung mit energiereicher Nahrung war also stets mit körperlicher Aktivität verbunden. Die zeitlich enge Beziehung zwischen Muskelarbeit und Nahrungsaufnahme führte genetisch dazu, dass unsere Muskeln völlig ohne Insulin Zucker aufnehmen können, allerdings nur, wenn sie aktiv sind oder es gerade noch waren. Man nennt diese Zeit der insulinunabhängigen Zuckeraufnahme das Kohlenhydratfenster. Es öffnet sich kurz vor der körperlichen Aktivität (weil die Verdauung von Zucker einige Minuten benötigt) und schließt sich in der Regel etwa eine halbe Stunde danach. Bei Mahlzeiten außerhalb dieses Fensters ist die Regulation des Blutzuckers (Glucose) wieder von Insulin abhängig. Das bedeutet, der Blutzuckerspiegel sinkt erst, wenn Insulin aus der Bauchspeicheldrüse freigesetzt wird und dafür sorgt, dass der Zucker von Fettzellen aufgenommen, in gesättigte Fettsäuren umgewandelt wird und in dieser Form als gespeicherte Energie langfristig zur Verfügung steht.

In unserer modernen Zeit ist die damalige Ausnahme eines »Honigsnacks« jedoch zur Regel geworden. Softdrinks und Schokoriegel enthalten hochkonzentriert Zucker, aber auch in Pizza, Pasta oder Weißbrot ist dieser Energieträger in seiner leicht verdaulichen Speicherform (Stärke) allgegenwärtig. Außerdem sind diese Nahrungsmittel für uns ohne große körperliche Anstrengung erhältlich. Infolgedessen treiben wir mit nahezu jeder Mahlzeit, jedem Süßgetränk oder süßem Snack unseren Blutzucker in die Höhe. Wir leben in Zeiten chronischen Zuckerstresses, und das Notfallhormon Insulin muss uns ständig vor einem potenziell tödlichen Blutzuckeranstieg retten. Wenn der Notfall zur Regel wird, muss das System irgendwann zusammenbrechen: Trotz immer höherer Insulin-Ausschüttungen bleibt der Blutzuckerspiegel erhöht. Wir leiden dann an Typ-2-Diabetes, den man früher Altersdiabetes nannte, an dem heutzutage jedoch sogar schon kleine Kinder erkranken.[1]

Aber schon bevor das Insulin-System kollabiert und auch wenn der Blutzuckerspiegel in nüchternem Zustand noch weitgehend »normal« ist, führen die täglichen Blutzuckerspitzen zu zellulären Veränderungen. Egal ob Glucose (Traubenzucker), Fructose (Fruchtzucker) oder Galactose (Schleimzucker aus Milchzucker), alle diese Einfachzucker »verkleben« die Oberflächen unserer Körperzellen. So, wie die Oberfläche eines Tisches klebrig wird, wenn man ein süßes Getränk auf ihm verschüttet hat, kommt es auf und sogar in unseren Zellen zu Verklebungen. Diese nennt man wissenschaftlich *Advanced Glycation Endproduct*, also »Endprodukt einer fortgeschritten Glykierung« oder einfach »AGE«. Dieses Akronym passt sehr gut zum Thema, denn als englisches

Wort *age* gelesen bedeutet es »Alter«, und ein beschleunigter Alterungsprozess ist eine der vielen Konsequenzen, wenn sich in unserem Körper zu viele AGEs entwickeln oder direkt über die Ernährung zugeführt werden (dazu gleich mehr). Besonders gefährdet sind die sogenannten Endothelzellen, die unsere Blutgefäße von innen auskleiden und somit dem klebrigen Blutfluss direkt ausgesetzt sind.

Fruchtzucker – natürlicher Lockstoff der Natur. Pflanzen locken mit der Süße ihrer Früchte, damit Mensch und Tier ihre Samen verbreiten. Fructose findet man deshalb in nahezu allen Obstsorten. An deren natürliche Fructose-Konzentration sind wir von Natur aus gewöhnt und verdauungstechnisch bestens dafür ausgerüstet. Doch mit zugesetztem industriellen Haushaltszucker (50 Prozent Fructose und 50 Prozent Glucose) erreichen wir leicht schädigende Glucose-, aber eben auch Fructose-Spiegel im Blut und in allen Organen. In den USA gibt es zudem auch meist aus gentechnisch verändertem Mais hergestellten *High-Fructose Corn Syrup* (HFCS), der bis zu 90 Prozent Fructose (HFCS 90) enthält und ein Multimilliardengeschäft ist.[2] In Deutschland ist er als Fructose-Glucose-Sirup oder Isoglucose in nahezu allen Fertigprodukten und Süßgetränken zu finden – als Lockstoff der Nahrungsmittelindustrie.

Als »Blutzuckergedächtnis«, also um die Schwere der Verklebung (AGE-Konzentration) abzuschätzen, nutzt man in der ärztlichen Praxis ein besonderes AGE, das sich in roten Blutkörperchen bildet und dort akkumuliert, das sogenannte

HbA1C. Der HbA1C-Wert entspricht dem Teil des roten Blutfarbstoffs Hämoglobin, an dem Glucose »klebt«. Und weil rote Blutkörperchen etwa 120 Tage leben, summieren sich im HbA1C-Wert die Blutzuckerspitzen der letzten Monate. Da allerdings nur Glucose gemessen wird, nicht aber Fructose oder Galactose, unterschätzt der HbA1C-Wert den eigentlichen Schweregrad an AGE-Bildung in unserem Körper.

AGEs stören die Zellfunktion. Sie werden deshalb von unserem Immunsystem als Fremdkörper betrachtet, gegen die es wie gegen einen in der Haut steckenden Holzsplitter vorgeht. Immunzellen besitzen sogar einen speziellen Rezeptor, um AGEs aufzuspüren, den sogenannten RAGE (englisch: *Receptor for AGE*), der die entzündliche Immunreaktion einleitet.[3] Auch dieses Akronym passt zum Thema, denn das englische Wort *rage* bedeutet »Zorn« oder »Wut«, was den »Gemütszustand« unseres Immunsystems in diesem Zusammenhang gut beschreibt. Denn meistens werden AGEs aufgrund chronischer Fehlernährung auch chronisch gebildet (im Gegensatz zum eher akuten Holzsplitter) und sind darüber hinaus im *ganzen* Körper zu finden (im Gegensatz zum lokalen Holzsplitter). Der »Zorn« des Immunsystems verursacht über RAGEs die chronische Freisetzung einer ganzen Armada proentzündlicher Zytokine im gesamten Organismus und dabei insbesondere in allen Blutgefäßen. So mündet die chronische Schädigung der Endothelzellen auf Dauer unweigerlich in eine Arteriosklerose[4] (chronische Entzündung der Blutgefäßwände mit Folge eines verstärkten Umbaus in Bindegewebe, wodurch ihre Elastizität ab- und der Blutdruck zunimmt, erhöhter Thromboseneigung aufgrund der Innenwandschädigung und des gestörteren

Blutflusses sowie erleichterte Einlagerung von Schadstoffen), langfristig in einen Herzinfarkt oder Schlaganfall – oder akut in einen schweren Verlauf von COVID-19. Denn zum einen spielt sich der chronische Entzündungsprozess infolge erhöhter Zuckerzufuhr, AGE-Produktion und RAGE-Aktivierung genau dort am vehementesten ab, wo das Coronavirus zuschlägt: in der Innenauskleidung der Blutgefäße.[5] Zum anderen wird die Entstehung von Blutgerinnseln, eine typische wie gravierende Folge eines Zytokinsturms, durch die AGE-bedingte RAGE-Aktivierung erleichtert, was die Tendenz zu schwereren Krankheitsverläufen erhöht.

Die Antwort auf die Frage, was man zum eigenen Schutz tun kann, liegt eigentlich auf der Hand: Hände weg von gesüßten Nahrungsmitteln aller Art, selbst Kochen ist angesagt. Doch Vorsicht: Insbesondere tierische Lebensmittel, die wie Fleisch, Wurst und Käse einen hohen Fett- und Proteingehalt haben, sind von vornherein AGE-reich. Zudem neigen sie beim Erhitzen zur verstärkten Bildung weiterer AGEs. Im Gegensatz dazu enthalten Lebensmittel wie Gemüse, Obst und Vollkornprodukte relativ wenige AGEs, selbst nach dem Erhitzen.[6] Eine vorwiegend oder noch besser rein pflanzliche Ernährung würde deshalb erheblich zu einer reduzierten AGE-Zufuhr beitragen und so den Entzündungsprozess nicht nur vermindern, sondern aufgrund der Vitalstoffe sogar aufhalten.

Das amerikanische Paradox

Erhöhte Zuckerspiegel sind nicht nur wegen der körpereigenen AGE-Entstehung gesundheitsschädlich. Sie sind auch die Hauptursache für das sogenannte »amerikanische Paradox«.[7] So stellte man in den USA im Zeitraum zwischen 1980 und 1990 fest, dass, obwohl der Bewegungsumfang sich nicht veränderte (etwa 60 Prozent der US-Amerikaner bewegten sich nicht oder kaum) und im Durchschnitt etwas weniger Kalorien zugeführt wurden (aufgrund von Ernährungskampagnen minus 4 Prozent), die Menschen trotzdem immer dicker wurden. Im Laufe dieser zehn Jahre gab es über 31 Prozent mehr übergewichtige US-Amerikaner, und paradoxerweise genau deshalb, *weil* man sich an die Vorgaben der Ernährungsexperten hielt: Während man im Durchschnitt 11 Prozent weniger Fett aß als zuvor, vervierfachte sich der Anteil der Bevölkerung, der sich nun vorwiegend von zuckerhaltigen Nahrungsmitteln ernährte. Die für die Industrie profitable Verkaufsstrategie bewirkte also genau das, was man offiziell zu vermeiden suchte: Gewichtszunahme, Störungen des Fett- und Cholesterin-Stoffwechsels, Anstieg von Typ-2-Diabetes-Erkrankungen verbunden mit einem erhöhten Risiko, an Arteriosklerose oder Alzheimer zu erkranken.

Dabei hätten die physiologischen Konsequenzen dieser vermeintlichen Verbesserung des Ernährungsverhaltens von Anfang an allen Experten klar sein müssen, denn wie schon zuvor ausgeführt: Kohlenhydrate erhöhen den Blutzuckerspiegel, was Insulin freisetzt, das den Zucker ins Fettgewebe schleust, wo er zu gesättigten Fettsäuren umgebaut und eingelagert wird, um die überschüssige Energie zu speichern.

Zugleich verhindert Insulin den Abbau von Fettsäuren, denn es ist nun genügend Energie in Form von Kohlenhydraten im Umlauf. Aufgrund einer meist überschießenden, insulinbedingten Blutzuckersenkung kommt es in der Regel kurze Zeit nach einem kohlenhydratreichen Snack zu einer Hungerattacke (obwohl man eigentlich über genügend gespeicherte Energie verfügt), die dann einen weiteren kohlenhydratreichen Snack einfordert, was wiederum den Insulinspiegel nach oben treibt, und so weiter und so fort. Eine Gewichtszunahme ist so kaum noch zu vermeiden. Der sogenannte »Bauchkropf« wächst infolge der Kohlenhydratmast – mit dramatischen Folgen fürs Immunsystem: Es wird auf proentzündlich umgestellt.

Bauchkropf. Die Zellen des sogenannten viszeralen, also um die Eingeweide liegenden Bauchfettgewebes produzieren eine sehr große Zahl immunologischer Botenstoffe, und zwar sowohl pro- als auch antientzündliche. Wächst dieser spezielle Fettspeicher jedoch aufgrund übermäßiger Fettspeicherung zum »Bauchkropf« heran, überschüttet er den Organismus vor allem mit proentzündlichen Botenstoffen wie beispielsweise Leptin[8], das wiederum die Freisetzung vieler extrem proentzündlicher Zytokine verursacht, etwa von Interleukin-6[9], das *inter leukós*, also zwischen weißen Blutkörperchen, sprich Immunzellen, Signale aussendet. IL-6 ist einer der entscheidenden Aktivatoren eines Zytokinsturms.[10] Außerdem verursacht ein Zuviel an viszeralem Fettgewebe ein Zuwenig an antientzündlichen Botenstoffen, die zur Besänftigung des Sturmgeschehens beitragen könnten.[11]

Und das ist noch längst nicht alles, was eine typisch westliche, kohlenhydratlastige Ernährung an proentzündlichen Phänomenen mit sich bringt. Neben der erhöhten Bildung von AGEs und einem entzündungsförderlichen Bauchfettgewebe verhindern die sich ständig wiederholenden Ausschüttungen von Insulin den Fettsäureabbau in der Leber. Ohne ständigen Insulineinfluss würden dort aus Fettsäuren sogenannte Ketonkörper gebildet. Es ist fatal, wenn dies unterbunden wird, denn Ketonkörper haben viele gesundheitsfördernde Eigenschaften. So sind sie nicht nur gute Energieträger, die im Gegensatz zu Fettsäuren in der Lage sind, das Gehirn mit Energie zu versorgen. Sie sind auch hormonell aktiv und wirken antientzündlich, wie die folgende Tabelle zum Vergleich mit Zucker beziehungsweise AGEs zeigt.

	Ketonkörper	**AGEs (Zucker)**
Entzündung	hemmen	fördern
Zellalterung	hemmen und verjüngen	fördern und beschleunigen
Entstehung neuer Hirnzellen	aktivieren	blockieren
Zerstörung von Hirnzellen	hemmen	fördern
Entstehung von Typ-2-Diabetes	hemmen	fördern
Entstehung von Adipositas	reduzieren	fördern

Die vielen Vorteile eines aktiven Fettstoffwechsels.

Ketonkörper sind antientzündlich und liefern hormonelle Wachstumssignale an das Gehirn, wobei das lebenslange Wachstum unserer Erinnerungszentrale uns vor Depression und Alzheimer schützt.[12] Ketonkörper verbessern außerdem den Zellstoffwechsel, aktivieren den Müllabbau in unseren Zellen (für diese Erkenntnis wurde 2016 der Nobelpreis für Medizin verliehen)[13] und sorgen so für deren Verjüngung.[14] Erhöhte Blutzuckerspiegel hingegen führen zu AGE-bedingten Entzündungen, die das Hirnwachstum hemmen und Nervenzellen schneller altern sowie früher sterben lassen.

Ketogenese, wie man die körpereigene Produktion hormonell aktiver Ketonkörper nennt, ist also wichtig für die körperliche und geistige Gesundheit. Eine Unterdrückung der Ketogenese durch Zuckerspitzen beziehungsweise Insulin-Freisetzung ist daher auf Dauer gesundheitsschädlich. In Bezug auf COVID-19 sind Ketonkörper vor allem aufgrund ihrer entzündungshemmenden Eigenschaften von medizinischer Bedeutung.[15] Dies erklärt in einer entsprechenden Übersichtsarbeit eine Gruppe US-amerikanischer Experten folgendermaßen: »Es gibt mehrere zelluläre und systemische Mechanismen, durch die Ketonkörper schwere virale Infektionen wie Influenza oder SARS-CoV-2 beeinflussen könnten. Belege in verschiedenen Modellsystemen und klinischen Studien weisen auf potenziell relevante molekulare Mechanismen von Ketonkörpern hin, einschließlich der Bereitstellung von Energie, der Abschwächung von Entzündungen und oxidativem Stress [...] und anderen.«[16] Auch viele andere Experten sind aufgrund der Faktenlage der Meinung, dass diese antientzündlichen Stoffwechselprodukte einen Zytokinsturm verhindern könnten.[17] Deshalb wäre es zu empfehlen, seinen Stoffwechsel selbst und auf völlig natürliche Weise so einzustellen, dass er ständig Ketonkörper produziert. Dazu gibt es zwei sich ergänzende, gesundheitsfördernde Maßnahmen, die Sie selbst heute schon umsetzen können: nächtliches Fasten und natives Kokosöl.

Um eine durch Insulin blockierte Ketogenese wieder zu aktivieren, sollten über etwa 12 Stunden hinweg keine Kohlenhydrate zugeführt werden. Das gelingt am einfachsten über Nacht und damit völlig natürlich, weshalb man im Englischen Frühstücken auch mit *breakfast* bezeichnet: »das Fasten (unter)brechen«. Tagsüber kann man mit nativem Kokosöl, das man statt Butter als Brotaufstrich sowie zum Braten und Backen verwenden kann (und sollte, dazu später mehr), die Ketogenese weiter am Laufen halten. Dies liegt an einer besonderen Eigenschaft dieses Öls, das zu einem überwiegenden Teil aus sogenannten mittelkettigen Fettsäuren besteht. Diese werden – im Gegensatz zu den langkettigen der meisten anderen Pflanzenöle und denen im tierischen Fett – vom Darm über ein spezielles Blutgefäß direkt in die Leber transportiert und dort sehr effizient in Ketonkörper umgewandelt.[18]

Der Mythos um die gefährlichen gesättigten Fettsäuren

Wenn Sie denken, dass Kokosöl schlecht für Sie sei, weil es zu über 90 Prozent aus gesättigten Fettsäuren besteht, dann kann ich Sie beruhigen.[19] Diese mittlerweile nicht mehr gültige Lehrmeinung beruht auf historischen Fehlannahmen beziehungsweise etwas unglücklich durchgeführten und interpretierten Studien. So hat man in diesen entweder gehärtete Fettsäuren verwendet (unter anderem auch gehärtetes Kokosöl) oder die Wirkung gesättigter Fettsäuren tierischer Herkunft untersucht, also der in fettem Fleisch, noch fetteren Wurstwaren oder fettreichem Käse enthaltenen, ohne aber zu berücksichtigen, welche anderen Fettsäuren dabei mit verzehrt werden. So waren in beiden Fällen die Quellen gesättigter Fettsäuren mit den bekanntermaßen gesundheitsgefährdenden Transfetten belastet, entweder durch Härtung von Ölen, die oft in Fertignahrung verwendet werden, oder aufgrund dessen, dass Transfette bei Wiederkäuern entstehen (zu beidem gleich mehr). Auch eine zu hohe Zufuhr an Omega-6-Fettsäuren, die vor allem in Produkten aus der Massentierhaltung in hoher Konzentration vorhanden sind, ist ungesund, insbesondere auch deshalb, weil unter den Mastbedingungen deren Gehalt an Omega-3-Fettsäuren abnimmt. Allein der DHA-Anteil reduziert sich bei der Massentierhaltung um den Faktor drei, während der O6-Fettsäure-Anteil ansteigt, was den O6/O3-Quotienten der Tiere dann auch für uns gesundheitsschädlich macht.[20] Im Prinzip erleiden die Tiere (wie wir Menschen!) durch soziale Isolation, Stress, Bewegungsmangel und Mast ein *Inflammaging* – oder eben besser gesagt: ein durch uns aufgezwungenes *Inflahavior.*

Die weltweit größte klinische Studie, bei der man etwas differenzierter die Unterschiede zwischen Kohlenhydratzufuhr und Fettzufuhr untersuchte, wurde 2017 im renommierten *Lancet* publiziert. Insgesamt wurden bei etwa 135 000 Patienten beiderlei Geschlechts mit arteriosklerotisch bedingter

Störung der Herzdurchblutung über 7,4 Jahre hinweg regelmäßig Daten erhoben. Die Patienten waren zwischen 35 und 70 Jahre alt und stammten aus 18 Ländern und von fünf Kontinenten.[21] Aufgrund der ermittelten Daten konnte zweifelsfrei nachgewiesen werden, dass die aufgenommene Menge an Nahrungsfetten, gleichgültig welcher Art, das Fortschreiten der bestehenden Herzkrankheit nicht beschleunigt, sondern sogar – im Vergleich zu Zucker beziehungsweise Kohlenhydraten – verlangsamt. Die Autoren der Arbeit erklärten im Weiteren: »Eine hohe Kohlenhydratzufuhr war mit einem höheren Sterberisiko verbunden, während Gesamtfett und einzelne Fettarten mit einem niedrigeren Sterberisiko einhergingen. Gesamtfett und Fettarten waren nicht [!] mit Herzkreislauferkrankungen, Herzinfarkt oder kardiovaskulärer Sterblichkeit verknüpft, während gesättigtes Fett [sogar] einen inversen Zusammenhang zu Schlaganfall hatte.« Dies bedeutet: Gesättigte Fettsäuren sind gesundheitsförderlich.

Von allen möglichen Quellen gesättigter Fettsäuren ist Kokosöl eine der besten. Zum einen, weil es aufgrund des hohen Anteils mittelkettiger Fettsäuren ketogen wirkt, zum anderen, weil es keine Transfette enthält und sich beim Kochen und Braten, Backen und Frittieren keine bilden – im Gegensatz zu vermeintlich guten Bratölen (Sonnenblumen- oder Maiskeimöl), die vorwiegend aus mehrfach ungesättigten Fettsäuren bestehen. Die Autoren der *Lancet*-Studie schlussfolgern: »Globale Ernährungsrichtlinien sollten im Lichte dieser Ergebnisse überdacht werden.«

Transfettsäuren

Transfettsäuren sind proentzündlich und stören die Funktion aller Körperzellen, insbesondere der Immun- und Endothelzellen, was unter anderem zu Arteriosklerose führt.[22] Eine erhöhte Zufuhr an Transfettsäuren ist somit ursächlich für das erhöhte Risiko, koronare Herzkrankheiten und plötzlichen Herztod zu erleiden, aber auch für viele weitere Zivilisationskrankheiten. Deshalb warnt die WHO seit Jahrzehnten vor der negativen Wirkung von Transfettsäuren auf unsere Gesundheit und fordert einen gesetzlichen Schutz der Verbraucher, schließlich kann, so erklärt sie auf ihrer Webseite: »Die Beseitigung ihrer Verwendung auf der ganzen Welt [...] Millionen von Leben retten.«[23]

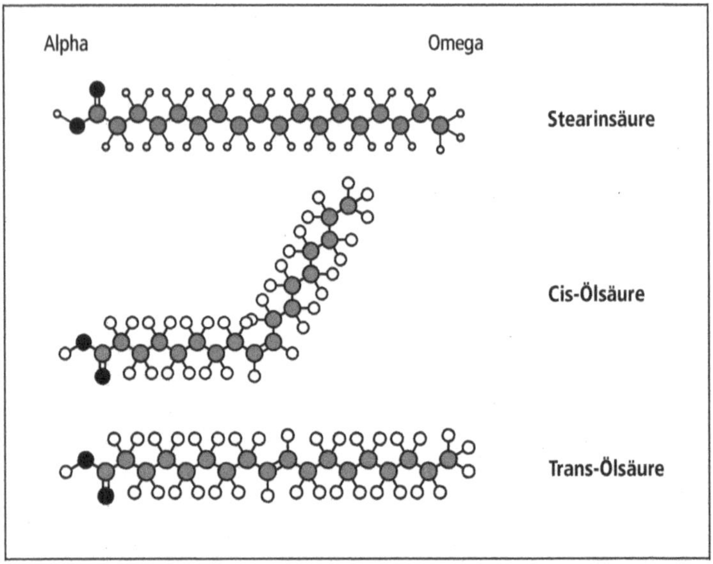

Von Cis- und Transfettsäuren.

Wie in der Abbildung links am Beispiel der sogenannten Stearinsäure gezeigt, besitzen gesättigte Fettsäuren eine Kette von Kohlenstoffatomen (graue Kreise), an denen innerhalb der Kette je zwei Wasserstoffatome (kleine Kreise) chemisch gebunden sind. Am linken Ende befinden sich zwei Sauerstoffatome (schwarze Kreise), von denen eines ein Wasserstoffatom gebunden hat (dies macht die Fettsäure zur Säure). Durch das regelmäßige Alternieren der Wasserstoffatome innerhalb der Kohlenstoffkette sind gesättigte Fettsäuren gestreckt und lagern sich leicht aneinander, was ihren Schmelzpunkt erhöht: Bei Raumtemperatur sind sie in der Regel fest, wie beispielsweise Butter, die vorwiegend aus langkettigen gesättigten Fettsäuren besteht. In einfach ungesättigten Fettsäuren, wie beispielsweise der Ölsäure (die sich in hoher Konzentration in Olivenöl findet), fehlt mitten in der Kette an zwei benachbarten Kohlenstoffatomen je ein Wasserstoffatom. Die jeweils noch verbliebenen Wasserstoffatome stehen räumlich nebeneinander, man nennt diese Anordnung »Cis«, im Gegensatz zu »Trans«, wenn sie sich gegenüberstehen. Entsprechend nennt man eine Ölsäure entweder Cis- oder Transölsäure. Durch die Cis-Konfiguration kommt es zu einem Knick in der Kette, was die chemischen und auch biologischen Eigenschaften der Fettsäure beeinflusst: So ist beispielsweise Olivenöl bei Raumtemperatur flüssig. Zellen bauen deshalb bevorzugt ungesättigte Fettsäuren in ihre Membranen ein (neben Ölsäure auch EPA oder DHA, die beide sogar mehrfach ungesättigt sind), um bei Körpertemperatur möglichst fluide Zellmembranen zu haben, was wichtig ist für deren Funktion.

Will man ein Öl härten bzw. strecken, muss man es sättigen, sprich Wasserstoffatome an den ungesättigten Stellen einbauen. Das geschieht industriell unter Hitze und Zugabe von Wasserstoff. Dabei kommt es jedoch häufig nicht zum Einbau, sondern nur zu einer Umlagerung der Wasserstoffatome an den ungesättigten Stellen von Cis in Trans. Diese »Trans-Konfiguration« hebt den Knick auf, wie in der Abbildung am Beispiel der Trans-Ölsäure zu sehen ist, wodurch die immer noch ungesättigte Fettsäure gestreckt wird: Transfettsäuren verhalten sich nun chemisch wie eine gesättigte Fettsäure und sind bei Raumtemperatur fest. Da sie von unserem Organismus aber als ungesättigte Fettsäuren betrachtet werden – was sie ja auch sind –, werden sie nun wie »natürliche« ungesättigte Cis-Fettsäuren in Zellmembranen eingebaut. Doch dort härten sie die Membran, was deren »Fluidität« beeinträchtigt. Letztere ist, wie gesagt, wichtig für ihre Funktion, wie beispielsweise die Kommunikation mit anderen Zellen oder auch ihre Beweglichkeit, die insbesondere für die Funktion von Immunzellen entscheidend ist. Transfettsäuren schädigen somit unsere immunologische Abwehr.

Transfettsäuren entstehen auch beim Braten und Frittieren mit Ölen, die vor allem reich an mehrfach ungesättigten Fettsäuren sind. Der größte Teil in der modernen Ernährung stammt jedoch aus industrieller Härtung von Speisölen (zur Verarbeitung in Fertigprodukten) und aus fettreichen Fleisch- und Milchprodukten von Wiederkäuern. Diese Transfettsäuren waren für den damaligen Fischer und Sammler niemals Teil seiner Ernährung – und sollten es auch für uns nicht sein. Zumal es kein unteres Limit gibt, ab dem man sie als unbedenklich einstufen kann – darum fordert die WHO ihren Bann. Allerdings ist man in Deutschland sehr industriefreundlich, weshalb es per Gesetz sogar verboten ist, Transfettsäuren auf Nahrungsverpackungen zu kennzeichnen, wie bei der DGE nachzulesen ist: »Hinzu kommt, dass nährwert- und gesundheitsbezogene Angaben, die den Verbraucher auf niedrige trans-Fettsäuregehalte hinweisen sollen, verboten sind (EG 2006b).«[24] So hat aufgrund dieses Verbots niemand einen Wettbewerbsvorteil, der keine Transfettsäuren in seine Produkte packt, was wiederum denen nützt, die das tun und auf diese Weise unsere Gesundheit gefährden. Laut neuester Verordnung der Europäischen Union gilt ab 1. April 2021 jedoch, dass der Verbraucher darauf hingewiesen werden muss, wenn der Transfettgehalt zwei Prozent übersteigt.[25] Dies gilt allerdings nicht für tierische Transfette oder bei Konzentrationen industrieller Transfette unter zwei Prozent. Man muss sich daher als Verbraucher selbst informieren und entsprechend handeln, will man Transfettsäuren in seiner Nahrung vermeiden.

- Transfettsäuren bilden sich, wie schon zuvor erwähnt, beim Braten und Frittieren mit Ölen, wenn diese vorwiegend aus mehrfach ungesättigten Fettsäuren bestehen und daher hitzelabil sind. Dazu gehören Sonnenblumen- oder Maiskeimöl. Neben Transfettsäuren entstehen beim Erhitzen sogar noch schädlichere Produkte, die in der Forschung verwendet werden, um bei Tieren experimentell Krankheiten auszulösen. So finden sich in vielen frittierten Snacks Acrylamid und das ebenfalls höchst toxische 4-Hydroxynonenal (HNE) sowie viele HNE-verwandte Giftstoffe mit stark proentzündlichen Eigenschaften.[26]
- In Fertigprodukten können sich gehärtete Fettsäuren hinter chemischen Fachbegriffen wie Monoglycerid,

Diglycerid oder Emulgatoren verbergen, aber auch hinter E-Nummern wie E471, E472 oder E475.

- Artfremde Milch war nie Teil der Ernährung eines Fischers und Sammlers, und sie ist für den Großteil der Weltbevölkerung bis heute immer noch unverträglich. Die Liste, weshalb man auf dieses unnatürliche Nahrungsmittel verzichten sollte, ist lang und wird immer länger. So hat die Arbeitsgruppe um den Nobelpreisträger Harald zur Hausen am Deutschen Krebsforschungszentrum herausgefunden, dass Kuhmilch sogenannte »Bovine Milk and Meat Factors« (»meat«, weil sie auch im Rindfleisch zu finden sind) enthält.[27] BMMFs sind neuartige Infektionserreger und für die bekanntermaßen erhöhte Rate an Darm- und Brustkrebs bei Menschen, die Milch trinken, verantwortlich. Darüber hinaus hat Milchfett von Wiederkäuern (Kuh, Schaf und Ziege) einen hohen Gehalt an Transfettsäuren (bis zu 10 Prozent).[28] Diese entstehen im Wiederkäuermagen durch Bakterien, wenn die Tiere mehrfach ungesättigte Fettsäuren aus der Nahrung umbauen. Milchprodukte stehen nicht nur aufgrund der Transfettsäuren auch im konkreten Verdacht, das Alzheimer-Risiko zu erhöhen.[29]

Mein Rat: Kochen Sie selbst und verzichten Sie auf Fertigprodukte. Ersetzen Sie Butter durch natives Kokosöl, auch zum Braten und Backen. Als Brotaufstrich sind auch gutes Olivenöl oder eine Avocado gute Alternativen. Letztere wird nicht umsonst Butterfrucht genannt.

Omega-6-Fettsäuren und Eisen

Omega-6-Fettsäuren werden zum Gift, wenn man ihre Dosis nach westlichem Ernährungsstil erhöht, siehe Eingangszitat von Paracelsus. Hier spielen zum einen die oben erwähnten Pflanzenöle eine Rolle, Sonnenblumen-, Maiskeim- oder Distelöl, die nicht nur im Zusammenhang mit Transfetten gefährlich, sondern auch zu reich an Omega-6-Fettsäuren sind. Eine Alternative bietet Rapsöl mit einem eher ausgewogenen Verhältnis von Omega-3- zu Omega-6-Fettsäuren. Allerdings sollte auch dieses aus den zuvor genannten Gründen (reich an mehrfach ungesättigten Fettsäuren) nicht erhitzt werden. Sehr gut als Öl zum Salatdressing eignet sich auch Olivenöl, da es viel gesunde Ölsäure und relativ wenig Omega-6-Fettsäuren enthält. Da es vorwiegend aus einfach ungesättigten Fettsäuren besteht, kann man Olivenöl erhitzen, allerdings rate ich dazu, deutlich unter dem Rauchpunkt zu bleiben, also bei einer Temperatur, bei der aus der Pfanne noch kein Rauch aufsteigt. Besser ist es, wie schon zuvor erwähnt, natives Kokosöl als Bratöl zu verwenden.

Die reichliche Verwendung von Olivenöl ist sicherlich mit ein Grund dafür, weshalb die mediterrane Ernährung im Gegensatz zur schädlichen westlichen Schutz vor COVID-19 bietet. So schreibt eine internationale Forschergruppe in ihrer Übersichtsarbeit mit dem Titel *Mediterrane Diät als Ernährungsansatz für COVID-19*[30]: »Zusammenfassend lässt sich sagen, dass die mediterrane Ernährung potenziell einen strategischen therapeutischen Ansatz darstellen kann, um sowohl kurz- als auch langfristige Erkrankungen anzugehen, die mit einer COVID-19-Infektion einhergehen, sowie die

Sterblichkeit zu reduzieren und das allgemeine Wohlbefinden der betroffenen Bevölkerung zu verbessern.«

Mediterrane versus westliche Ernährung. Die sogenannte mediterrane Ernährung ist reich an Obst und Gemüse, Hülsenfrüchten, Vollkornprodukten, Olivenöl. Sie zeichnet sich zudem durch einen moderaten Konsum von Fisch und Meeresfrüchten sowie Milchprodukten, Wein und Fleisch aus. Sie ist deshalb wesentlich gesünder als die sogenannte westliche Ernährung, die sich durch wenig Obst und Gemüse, jedoch viele Weißmehlprodukte, Omega-6-reiche Öle und Fleisch aus der Massentierhaltung auszeichnet. Welchen der beiden Ernährungsstile man pflegt, hängt jedoch nicht davon ab, wo man wohnt. Auch ein wachsender Anteil der Bewohner von Mittelmeerstaaten ernährt sich immer häufiger westlich und immer seltener mediterran.

Ein Ölwechsel, aber auch eine Reduktion von Wurst- und Fleischwaren im Allgemeinen und aus der Massentierhaltung im Speziellen sind nötig, möchte man einen vor chronischer Entzündung schützenden O6/O3-Quotienten erreichen und das Risiko eines gefährlichen Zytokinsturms reduzieren.[31]

Eine Reduktion des Fleischkonsums würde auch zu einer reduzierten Aufnahme von Eisen führen, das als essenzielles Spurenelement ebenso zum Gift wird, wenn es durch die moderne, fleischlastige Ernährung in viel zu großen Mengen zugeführt wird. So wird eine diätetische Überladung mit Eisen zunehmend als ein weiterer den Krankheitsprozess verschlimmernder Faktor von COVID-19 betrachtet.[32]

Nahezu alle klinischen Symptome eines schweren COVID-19-Verlaufs, wie Immundysfunktion und Entzündung sowie eine verstärkte Neigung zur Bildung von Blutgerinnseln, sind auch typisch für eine Eisenüberladung. Obwohl Eisen für alle lebenden Zellen essenziell ist, ist freies, ungebundenes Eisen gefährlich. Es neigt dazu, zu »rosten« bzw. chemisch mit seiner Umgebung zu reagieren, wodurch hochreaktive und damit potenziell toxische Sauerstoffradikale erzeugt werden, die Entzündungsreaktionen hervorrufen. Freies, ungebundenes Eisen trägt deshalb bei COVID-19 auch sehr wahrscheinlich zur Entstehung von Blutgerinnseln und zum Zytokinsturm bei.

Blutgruppe und COVID-19-Risiko. Personen mit Blutgruppe A haben im Vergleich zu allen anderen Blutgruppen das höchste Risiko, bei Corona-Infektion an schwerem COVID-19 zu erkranken, das geringste Risiko haben hingegen Personen mit Blutgruppe 0.[33] Ein Grund dafür könnte der vergleichsweise niedrigere Wert an Serumeisen bei Personen mit dieser Blutgruppe sein, der jedoch durch Ernährung stark beeinflussbar ist.

Pestizide

Es ist schon lange bekannt, dass Chemikalien und Medikamente toxisch für das Immunsystem sein und Allergien sowie Autoimmunkrankheiten auslösen können. Dementsprechend schreibt ein internationales Team von

Gesundheitsexperten in Bezug auf COVID-19: »Berufliche, häusliche, diätetische und umweltbedingte Expositionen gegenüber Mischungen synthetischer anthropogener [vom Mensch erzeugter] Chemikalien [wie beispielsweise Pestizide in der industriellen Landwirtschaft] stehen in engem Zusammenhang mit dem Anstieg chronischer Krankheiten, Gesundheitskosten und Umweltverschmutzung.«[34] Eine artgerechte Ernährung sollte deshalb immer so frei wie möglich von Giftstoffen sein. Daher mein dringender Rat Ihrer Gesundheit, der Umwelt und dem Wohl zukünftiger Generationen zuliebe: Ernähren Sie sich nur mit Lebensmitteln aus biologischem Anbau!

Kapitel 7

COVID-X – Symptom einer kranken Gesellschaft?

Je kränker die Gesellschaft, umso größer ist die Anzahl von Institutionen zur Behandlung der Symptome, und umso weniger sorgt man sich um die Veränderung des Lebens insgesamt.

Leo Tolstoi (1828–1910)

Corona – »Allergie« eines Superorganismus?

Wir haben nach oben gesehen, wir haben hingeschaut und nicht einfach alles geglaubt. Wir wissen nun, dass das Coronavirus – entgegen allen Befürchtungen – von Natur aus relativ harmlos ist und offensichtlich nur für diejenigen Menschen eine große Gefahr darstellt, deren Immunsystem sich in einem chronisch fortschreitenden Prozess eskalierender Fehlfunktion befindet. Die Ursache dafür ist in der Regel eine Mangelernährung mit oft gravierenden Defiziten an einem oder mehreren antientzündlich wirkenden Mikronährstoffen bei gleichzeitiger Fehlernährung mit einem Zuviel an proentzündlichen und sogar toxischen Nahrungsbestandteilen. Der Zytokinsturm als »allergische« Reaktion auf das Virus wird dabei umso wahrscheinlicher, je weiter die chronische Entzündung fortgeschritten ist. Da sich ein Großteil der Menschheit in diesem Prozess befindet, sind die gesundheitlichen Folgen für unsere Gesellschaft so typisch, dass man sie »Zivilisationskrankheiten« nennt. Zu diesen gehören Bluthochdruck, Arteriosklerose, Herzinfarkt, Schlaganfall, Typ-2-Diabetes, Krebs oder Alzheimer, um hier nur ein paar wenige zu nennen. Sie haben allesamt dieselbe Ursache, nämlich einen ungesunden Lebensstil, an den sich ein großer Teil der Menschheit genauso gewöhnt hat wie an diese vermeintlich schicksalhaften Konsequenzen des normalen Älterwerdens.

Was nun jedoch viele zu überraschen scheint, ist, dass bei fortgeschrittener chronischer Entzündung ein an sich harmloser viraler Angriff genügt, um das Immunsystem vollständig zu kippen. Doch zumindest in der Welt der Wissenschaft weiß man schon seit Langem, dass sich Zytokinstürme infolge einer viralen Infektion bei chronischer Entzündung aufgrund chronischer Mangel- und Fehlernährung mit größerer Wahrscheinlichkeit entwickeln. So sind die alljährlichen unzähligen Grippetode weltweit auf eine solche Eskalation der Immunreaktion zurückzuführen und diese wiederum auf einen Mangel an essenziellen Mikronährstoffen, allen voran Vitamin D.[1] Aber auch die »Vorläufer« des Coronavirus SARS-CoV-2, wie SARS-CoV-1 und MERS-CoV, verursachten eine massive Freisetzung von entzündungsfördernden Zytokinen, die bei den oft tödlich endenden Krankheitsprozessen schon damals eine Schlüsselrolle spielten. Auch bei diesen Infektionen verursachten ein chronisches Zuwenig an antientzündlichen und ein Zuviel an proentzündlichen Nahrungsbestandteilen, sprich unser westlicher Ernährungsstil, die selbstzerstörerische Reaktion des Immunsystems. Dass unter diesen unnatürlichen, aber leider normalen Umständen auch das Coronavirus dazu in der Lage sein würde, dürfte jedenfalls keinen Experten überrascht haben, es war vielmehr von Anfang an bekannt.[2]

Der chronische Entzündungsprozess aufgrund von Ungleichgewicht und Mangel an Mikronährstoffen kostet jährlich weltweit viele Millionen Menschen das Leben, auch ohne Corona. Dies zu beenden wäre schon längst unsere Aufgabe gewesen und wäre aufgrund der wissenschaftlichen Datenlage die einzig richtige Reaktion unserer Gesellschaft (auch) auf COVID-19. Es sollte meines Erachtens bei den besonders gefährdeten Personen, also den Älteren und den an Diabetes, Bluthochdruck oder Arteriosklerose Erkrankten, sofort geschehen. Denn das Risiko, bei einer Corona-Infektion einen Zytokinsturm zu erleiden, steigt mit Dauer und Schwere der Fehl- beziehungsweise Mangelernährung. Doch anstatt zumindest bei diesen besonders gefährdeten Personengruppen den lebensgefährlichen Zytokinsturm durch eine Korrektur der Ernährung beziehungsweise der Mangelzustände zu verhindern (was kostengünstig und einfach gewesen wäre), wurden und werden weiterhin nur Masken verteilt und alle Menschen – nicht nur die Risikogruppen – sozial isoliert und auf Schutz durch Impfung vertröstet.

Impfschutz durch Impfung? Gleich drei Ausbrüche von Corona-Infektionen in Seniorenheimen (Leichlingen, Remscheid und Bochum) kurz hintereinander lassen ernsten Zweifel am Corona-Impfschutz aufkommen. Denn trotz abgeschlossener Impfung gibt es viele mehrfach PCR-positiv getestete Heimbewohner und Angestellte.[3] Für Experten wie den Virologen Jörg Timm von der Uniklinik Düsseldorf ist »diese Dichte an Fällen an einem Ort schon überraschend«. Infektionsepidemiologe Timo Ulrichs bezeichnete gegenüber der ARD diesen Fall als »ärgerlich, weil man da in Erklärungsnöten ist«. Schließlich ging er, wie die meisten anderen Experten auch, davon aus, »dass die Impfung vor allen diesen Dingen – vor Infektion und Weitergabe und Erkrankung – schützt«. Und Virologe Jan Leidel erklärte, dass »womöglich die derzeit verabreichten Impfstoffe bei einem Kontakt mit Mutanten weniger wirksam seien. Solche Effekte seien in der Virologie schon seit Langem bekannt.« Dazu kommt noch, wie eine erste größere Studie aus England zeigt, dass »die Sterblichkeit bei Personen in Hochrisiko-Impfgruppen, die trotz einer Impfung, die 21 Tage oder länger zurückliegt, mit einer SARS-CoV-2-Infektion ins Krankenhaus eingeliefert werden, weiterhin hoch zu sein« scheint.[4] Tatsache ist auch, dass nicht alle Geimpften einen Impfschutz aufbauen, der gut genug ist, um sicher weder reinfiziert zu werden noch andere zu infizieren.[5]

Ich möchte an dieser Stelle betonen, dass ich kein Impfgegner bin, im Gegenteil. Impfungen gegen schwere Erkrankungen retten Leben. Wenn jedoch durch eine Stärkung des Immunsystems ein eher harmloser Verlauf einer bestimmten Infektion zu erwarten ist, sollte diesem Vorgehen der Vorrang gegeben werden. Das hat mehrere Gründe. So wären durch eine schnelle Korrektur von Mikronährstoffmängeln auch die Risikogruppen geschützt, die keinen guten Impfschutz aufbauen oder beispielsweise aufgrund einer vorher bestehenden Autoimmunkrankheit nicht geimpft werden können. Das ist wichtig, weil auch Geimpfte (und damit das gesamte Umfeld) weiterhin Quelle infektiöser Viren sein können. Selbstschutz für alle Risikogruppen ist daher besser als das Hoffen auf Fremdschutz. Eine schnelle Korrektur von Mikronährstoffmängeln in der Bevölkerung würde darüber hinaus sehr effektiv die Verbreitung des Virus eindämmen und im Gegensatz zu einer spezifischen Impfung auch vor zukünftigen viralen Varianten schützen, was ein weiterer gewaltiger Vorteil wäre. Zudem böte dieses Vorgehen auch Schutz vor vielen Zivilisationskrankheiten, die sich ebenfalls auf dem »Nährboden« einer chronischen Entzündungslage entwickeln. Aus diesem Grund bin ich trotz mittlerweile (Stand Mai 2021) angelaufener Impfkampagnen der Meinung, dass die Korrektur von Mikronährstoffmängeln immer noch der beste Weg wäre.

Diese Maßnahme hätte auch die Anzahl derer, die intensiv beatmet werden mussten und dann in der Folge (typischerweise an einer bakteriellen Superinfektion)[6] oft auch verstarben, reduzieren können. Allein durch das Beheben der Mängel an Vitamin D, Magnesium und Vitamin B12 reduzierte sich, wie zuvor besprochen, in einer entsprechenden Studie die Anzahl derer, die auf einer Intensivstation behandelt werden mussten, um Faktor fünf.[7] Frühere und auch weitere Korrekturmaßnahmen hätten sicherlich noch mehr bewirken können. Davon hätten zusätzlich nicht nur die akut Betroffenen profitiert, sondern auch der sehr große Rest der Bevölkerung. Denn schließlich wurde die Gefahr einer Überbelegung der Intensivbetten immer wieder als das Hauptargument für die Corona-Maßnahmen angeführt, unter denen dann alle leiden mussten. Dass eine Korrektur der gesundheitsgefährdenden Mikronährstoffmängel nicht empfohlen wurde, was über die Hausärzte sehr leicht und vor allem sofort machbar gewesen wäre, und dass dies auch heute (Stand Mai 2021) nicht geschieht, ist aus meiner Sicht unverzeihlich.

Sobald man die Risikogruppen ausreichend mit Mikronährstoffen versorgt hätte, müsste in einem nächsten Schritt der gesamten Bevölkerung mittels Aufklärung eine Korrektur der Fehl- beziehungsweise Mangelernährung angeboten werden. Schließlich ist bekannt, dass Menschen mit schlecht funktionierender Immunabwehr beziehungsweise chronischer Entzündung (selbst wenn sie noch nicht so weit fortgeschritten ist, dass ein Zytokinsturm droht) nicht nur anfälliger für Viren sind, sondern auch mehr Viren freisetzen als Menschen mit gesunder Abwehr, und dies über einen längeren Zeitraum, also insgesamt ansteckender sind. Mikronährstoffmängel in der breiten Bevölkerung sind die Hauptursache dafür, dass sich ein virales Infektionsgeschehen schnell ausbreiten kann. Allein eine Beseitigung des Vitamin-D-Mangels in der Bevölkerung hätte die Zeit, in der Infizierte das Virus an andere weitergeben können, um Faktor drei reduzieren können. Mit dieser einfachen Maßnahme hätte das Virus geringere Chancen gehabt, sich schnell zu verbreiten (die Verbreitungsgeschwindigkeit war übrigens das Hauptargument der WHO für den Ausruf der Pandemie). Es ist ja kein Zufall, dass Influenza immer dann epidemisch zuschlägt, wenn die Vitamin-D-Spiegel den jährlichen Tiefstwert erreicht haben.[8]

Obwohl dieser Zusammenhang schon mindestens seit 1981 bekannt ist, gab es bisher keine globalen Maßnahmen, um auf diese natürliche Weise die jährlich um den Globus ziehende Grippeepidemie zu verhindern oder zumindest harmloser zu machen.[9] Wie bei COVID-19 setzt man auch bei der Grippe nur auf eine pharmakologische Lösung des Problems, sprich auf Impfstoffe, die aufgrund des viralen Mutationsgeschehens jährlich angepasst werden müssen. So sterben jedes Jahr Hunderttausende, weil ihr Immunsystem aufgrund gravierender Mikronährstoffmängel nicht adäquat reagieren kann und sie zuvor keinen passenden Impfstoff bekommen haben. Doch wie soll man jährlich etwa acht Milliarden Menschen immer wieder rechtzeitig impfen? Diese Frage gilt es auch für alle »Escape«-Varianten des Coronavirus zu beantworten, also für Mutationen, die einen durch Impfung oder überstandene Infektion erworbenen Schutz vor dem ursprünglichen Virusstamm umgehen. Wenn man es wirklich ernst meint mit der Aussage »Wir wollen Menschenleben retten«, dann führt aus wissenschaftlicher Sicht kein Weg daran vorbei, den Immunstatus der Weltbevölkerung zu verbessern – das wäre auch eine Herdenimmunität, die jedoch viel allgemeinerer Natur wäre, denn eine immunologisch gesunde Gesellschaft ist gegen nahezu alle viralen Angriffe recht gut geschützt. Die Frage, ob man das wirklich will, klingt zunächst zynisch. Natürlich sollte man das wollen, oder etwa nicht? Doch wenn man bedenkt, dass COVID-19 als Pandemie der Mangel- und Fehlernährung dieselben Ursachen hat wie die Adipositas-Pandemie, die Typ-2-Diabetes-Pandemie, die Pandemie chronischer Herzkreislauferkrankungen und die Pandemien vieler Varianten von Krebs und Demenz, dann ist diese Frage – zynisch oder nicht – leider völlig berechtigt.

Eine chronisch kranke Welt wird zum viralen Nährboden. Nach einer der umfassendsten Studien zur Gesundheit der Menschheit, die im Jahr 2020 im Lancet[10] erschien, forderten folgende Umstände im Jahr 2019 weltweit den höchsten Tribut an Todesfällen: Hypertonie (10,8 Millionen Tote), Abhängigkeit von Tabak (8,7 Millionen), ungesunde Ernährung mit zu wenig Obst und zu viel Salz (7,9 Millionen), Luftverschmutzung (6,7 Millionen) und Typ-2-Diabetes mellitus (6,5 Millionen). Weil alle diese Krankheiten eigentlich vermeidbar wären, »versagen wir dabei«, so der Leiter der Studie, Christopher Murray vom Institute for Health Metrics and Evaluation an der University of Washington in Seattle, »ungesundes Verhalten zu ändern, besonders mit Blick auf Ernährung, Kalorienzufuhr und körperliche Aktivität.«[11] So gab es in den vergangenen 30 Jahren den höchsten Zuwachs an verlorenen gesunden Lebensjahren bei älteren Erwachsenen mit Diabetes (plus 148 Prozent), chronischen Nierenleiden (plus 93 Prozent), Hörverlust (plus 83 Prozent), Lungenkrebs (plus 69 Prozent), ischämischer Herzkrankheit (plus 50 Prozent) und Schlaganfall (plus 32 Prozent), wie die *Ärzte Zeitung* berichtet.[12] Fast alle diese Störungen erhöhen laut ihrem Bericht aber zugleich auch die Gefahr, schwer an COVID-19 zu erkranken. Wir haben somit eine Win-win-Situation für die Pharmaindustrie: Die Menschheit wird immer kränker und hat damit einen nie endenden und stetig wachsenden Bedarf an Standardmedikamenten gegen Zivilisationskrankheiten, wozu jetzt noch der enorme Bedarf an immer neuen Corona-Impfstoffen kommt.

So hätte man schon seit vielen Jahrzehnten allein durch eine globale Vitamin-D-Korrektur Hunderttausende Menschenleben jährlich vor Grippe, Krebs und vielen weiteren tödlichen Zivilisationskrankheiten retten können. Davon ausgehend, dass über 90 Prozent der deutschen Bevölkerung und global vier Milliarden Menschen ein Vitamin-D-Defizit haben, hätte allein diese eine Korrekturmaßnahme das Infektionsgeschehen durch das Coronavirus verlangsamt und sehr viele Menschen vor einem verfrühten Tod bewahrt. Die Korrektur *aller* Mikronährstoffmängel hätte es möglicherweise sogar nahezu stoppen können – ein gesundes Immunsystem ist dazu in der Lage. Vermutlich hätten wir dann nicht einmal mitbekommen, dass ein neues Virus im Umlauf ist.

Eine globale Korrektur von Fehl- und Mangelernährung mit dem Ziel, Menschenleben zu retten, wäre aber nicht nur wegen viraler Gefahren enorm wichtig, das sollte jedem klar sein. Denn Unter- und Mangelernährung kosten jährlich unzählige Menschen und vor allem Kinder das Leben, meist nach einem langen Leidensweg:

- Weltweit leiden mindestens 165 Millionen Kinder an Unterernährung, insbesondere in Südasien und im Afrika südlich der Sahara. Laut einer im *Lancet* publizierten Studie starben daran im Jahr 2011 etwa 3,1 Millionen Kinder.[13] Daran hat sich bis heute nichts geändert.
- Auch ein Mangel an Zink ist in manchen Regionen der Welt für eine hohe Kindersterblichkeit verantwortlich und fordert jährlich etwa eine halbe Million Menschenleben.[14]
- Eine Viertelmilliarde Kinder weltweit leiden unter einer gravierenden Vitamin-A-Defizienz (VAD).[15] Von diesen erblinden jedes Jahr etwa 250 000 bis 500 000, die Hälfte

dieser Kinder stirbt im Verlauf der nächsten 12 Monate, häufig an einer durch VAD verursachten Komplikation bei Infektionskrankheiten.

- Vitamin-B1-Mangel ist verantwortlich für eine hohe Säuglingssterblichkeit in vielen Ländern des globalen Südens.[16]
- Etwa zwei Milliarden Menschen leiden unter Jodmangel. 300 Millionen entwickeln aufgrund dessen nicht ihr volles geistiges Potenzial, was ihre Zukunftschancen erheblich einschränkt.[17] Dies resultiert in einem durchschnittlichen globalen IQ-Verlust von 10 bis 15 Punkten. Etwa 50 Millionen Menschen entwickeln schwere klinische Symptome.
- Die Fehlverteilung mit einem Zuviel an Nahrungseisen (aus Fleisch- und Wurstwaren) in den Ländern des globalen Nordens wird auf tragische Weise »ausgeglichen« durch ein Zuwenig in den Ländern des globalen Südens. So leiden weltweit etwa zwei Milliarden Menschen unter Eisenmangel, vor allem in Afrika und Asien.[18] An der dadurch verursachten Blutbildungsstörung sterben jährlich über 841 000 Menschen.
- Etwa 2,4 Millionen Menschen sterben jährlich, weil sie keinen Zugang zu sauberem Trinkwasser haben.[19]

Diese Mängel existieren seit vielen Jahrzehnten, töten jährlich einige Millionen Menschen, vor allem Kinder, und bringen den Hinterbliebenen unendliches Leid – und sie machen schwere COVID-Verläufe wesentlich wahrscheinlicher. Aber sie wirken auch verstärkend auf die Schwere jeder anderen viralen oder bakteriellen Erkrankung, weshalb gegen Corona zu impfen nur gleichbedeutend sein kann mit dem Kleben eines Pflasters auf eine Wunde, aber nicht die grundlegende und langfristige Lösung (das funktioniert schon bei der Impfung gegen Influenza nicht). Immer wieder hört man, wie Menschen sich damit trösten, dass es uns in Deutschland ja noch ganz gut gehe und es sich hauptsächlich um Tote in anderen Ländern handle. Diese Denkweise ist nicht nur unethisch, sondern auch inkonsequent, schließlich können globale Probleme, wie es Pandemien nun einmal sind, nur global gelöst werden. In gewisser Weise ist unser Planet eine Petrischale, wie sie in der biomedizinischen Forschung zur Kultivierung von Mikroorganismen verwendet wird: Wenn in einem Teil der Kulturschale ein neuer Krankheitskeim entsteht, wird er unweigerlich auch den Rest der Schale infizieren. Das geht in den heutigen Zeiten intensiven Flugverkehrs auch immer schneller. So gesehen bildet die gesamte Menschheit eine Einheit (oder auch einen »Superorganismus«), die es sich nicht leisten kann, dass es nur einem Teil von ihr vermeintlich gut geht.

Wenn man es nun wirklich ernst meint mit dem »Menschenleben-Retten« und den in diesem Buch beschriebenen Weg ein Stück weitergeht, könnte man gleich drei Ziele erreichen: mehr Gesundheit im Inland, eine faire Chance für Menschen im ärmeren Ausland und eine pandemiefreie Welt für alle. Doch ich habe bisher noch keinen Regierungsvertreter gehört, der die Ursachen all dieser Pandemien, die in einer chronischen Fehl- und Mangelernährung liegen und weltweit den größten Teil aller Todesfälle verursachen – also Unterernährung und Mikronährstoffmangel in den Ländern des globalen Südens bzw. Überernährung und Mikronährstoffmangel in den Ländern des globalen Nordens –, mit derselben Vehemenz bekämpfen will wie COVID-19. Dabei würden

Aufklärungskampagnen (schon in Schulen), die gesetzliche Einschränkung einer gesundheitsgefährdenden Wirtschaft und eine faire Verteilung der Nahrungsmittel sicherlich Wirkung zeigen. Es wirkt fast so, als dürfe man weiterhin an allem sterben, nur nicht an dieser einen viralen Infektion. Auf die reagieren wir panisch und sind dann, wie es für panische Reaktionen typisch ist, nur auf uns selbst fixiert. Dabei würde das viele Geld, das derzeit in die Lockdowns der Länder des globalen Nordens fließt, vermutlich mehr als ausreichen, endlich die globalen Missstände zu korrigieren und allen Menschen ein menschenwürdiges Leben zu ermöglichen.

Doch obwohl es an Vorerfahrungen, Warnungen und Hinweisen zumindest in Wissenschaftskreisen (siehe zum Beispiel Giustina) nicht mangelte, wurde bisher nichts unternommen, um die tatsächlichen Ursachen der viralen Infektiosität oder der schweren und dann oft tödlichen Infektionsverläufe zu beheben – nicht einmal bei uns, im eigenen Land. Somit reagierte nicht nur das Immunsystem einzelner Menschen inadäquat, sondern auch das Immunsystem unserer Gesellschaft, also das wirtschaftspolitische System eines Superorganismus, den wir Menschheit nennen.

Superorganismus. Der australische Biologe und Zoologe Tim Flannery beschrieb in seinem Buch »Here on Earth« die Menschheit auf ihrem Weg, ein Superorganismus zu werden.[20] So, wie sich die einzelnen Zellen des menschlichen Körpers zu einem größeren Organismus vereinen, würden sich alle Menschen auf unserem Planeten zu einem Superorganismus vernetzen. In diesem kulturrevolutionären Prozess verlieren Nationen und individuelle Gesellschaften immer mehr an Bedeutung. Das war 2011, als sein Buch erschien, eine Utopie. Doch wenn man die einförmige Reaktion der Menschheit auf das Coronavirus betrachtet, könnte man den Eindruck gewinnen, dass sich inzwischen, ein Jahrzehnt später, Flannerys Superorganismus gebildet haben könnte: Nahezu alle seine Zellen (also wir Menschen) beschreiten im Gleichschritt denselben Weg, auch weil die politischen Schaltzentralen mithilfe ihrer »Zytokine« (Appelle an die Bevölkerung, Gesetze und Notstandsverordnungen), die sie in Bewegung setzen – scheinbar völlig unreflektiert –, in nahezu allen Staaten immer wieder dieselben Botschaften aussenden.

Ist diese inadäquate Reaktion nur eine allergische Fehlfunktion, weil die Zellen des Superorganismus durch einen gesundheitspolitischen Zytokinsturm dazu getrieben wurden, auch wenn sie dadurch ihre eigene wirtschaftliche und gesundheitliche Lebensgrundlage zerstören? Auch im Kontext anderer Krankheiten, die durch Gesetze und Einschränkungen verhindert oder abgeschwächt werden könnten, stellt sich die Frage, was Corona so besonders macht. Beispielsweise werden weltweit jährlich mehr als 600 000 Todesfälle durch Passivrauchen verursacht – das ist mehr als 1 Prozent aller Todesfälle. Etwa 165 000 dieser Todesfälle sind Kinder! Raucher setzen sich demnach nicht nur selbst einem enorm hohen Sterberisiko aus, sondern auch etwa 1,8 Milliarden Nichtraucher, wie eine im *Lancet* publizierte Studie des Instituts für Umweltmedizin der schwedischen Karolinska Universität in Stockholm schon 2011 herausfand.[21] Wieso, frage ich mich, steht ein spätabendlicher Spaziergang durch den Wald unter Lockdown-Strafe, wohingegen Rauchen in der Öffentlichkeit oder im Auto – zumindest in Deutschland – trotz anwesender Kinder weiterhin erlaubt ist?

Anstatt die Ursache globalen Leids zu stoppen, wurden in der Corona-Pandemie nahezu völlig einheitlich die bekannten Maßnahmen getroffenen, die aus medizinischer Sicht nicht nur unzulänglich sind, sondern vermutlich auch weniger wirksam, als man vielleicht erhoffte, wie der Vergleich zu Schweden zumindest andeutet: Die Regierung setzte auf Selbstverantwortung der Bürger, anstatt auf Lockdowns des Geschäfts- und Soziallebens, Maskenpflicht oder soziale Isolierung. Obwohl es anfangs hohe Infektionszahlen vermeldete, die den Kurs in Kritik brachten, hielt das Land weiterhin daran fest. Anders Tegnell, ein Epidemiologe bei der schwedischen Gesundheitsagentur, deren Expertenempfehlungen die Regierung folgt, begründete den schwedischen Kurs beziehungsweise erläuterte, auf welchen Beweisen dieser gründet, gegenüber *Nature* folgendermaßen: »Es ist schwierig, im Fall einer Krankheit wie COVID-19 über die wissenschaftliche Grundlage einer Strategie zu sprechen. Wir wissen nicht viel darüber, und wir lernen Tag für Tag. Kontaktsperren, Lockdown, Schließen der Grenzen – nichts hat meiner Ansicht nach eine historisch wissenschaftliche Grundlage. Wir haben eine Reihe von Ländern der Europäischen Union daraufhin untersucht, ob sie eine Analyse der Auswirkungen vor Beginn dieser Maßnahmen veröffentlicht haben, und wir haben fast keine gefunden.«[22] Ein Jahr nach Beginn der Pandemie verzeichnete das Land, hochgerechnet auf die

Einwohnerzahl, tatsächlich keine höhere COVID-19-Sterberate als beispielsweise Deutschland.[23] Doch leider zeigte selbst die schwedische Regierung keine Anstrengungen, die tatsächlichen biologischen Ursachen eines drohenden Zytokinsturms zu korrigieren.

Globale Folgen eines überreagierenden Superorganismus

Die katastrophalen medizinischen Konsequenzen des Nichthandelns beziehungsweise des Ignorierens dessen, was notwendig gewesen wäre und leider immer noch ist (Stand Mai 2021), wurden noch getoppt durch das, was stattdessen in den reichen Nationen des globalen Nordens getan wurde. So flossen immense Geldströme in die von den Lockdowns betroffenen Wirtschaftsbereiche, während zugleich, wie Untersuchungen des Kinderhilfswerks der Vereinten Nationen (UNICEF) ergaben, die Gelder für Entwicklungshilfe drastisch gekürzt wurden.[24] So kam es laut UNICEF schon bei Ausbruch von Corona zu einer etwa 30-prozentigen Reduzierung der Förderungen, ja sogar bis zu einer 75- bis 100-prozentigen während des ersten Lockdowns, wodurch es in den gefährdeten Ländern zu humanitären Krisen kam und weiterhin kommen wird. Als wenn diese Menschen nicht schon genug Leid erfahren hätten.[25] Manche Schätzungen gehen davon aus, dass die Corona-Maßnahmen in den ärmeren Nationen dieser Welt innerhalb von nur sechs Monaten etwa 1 157 000 Kinder und etwa 56 700 Mütter zusätzlich das Leben kosten könnten – nicht wegen COVID-19, aber aufgrund der

Auswirkungen unserer Maßnahmen gegen COVID-19.[26] Aber auch an COVID-19 selbst werden immer mehr Menschen in den Ländern des globalen Südens erkranken und eventuell sterben und ebenso an vielen anderen viralen und bakteriellen Krankheiten, denn ein mangelernährtes Immunsystem ist, wie ich gezeigt habe, der entscheidende Faktor für eine erhöhte Virulenz (Gefährlichkeit) von Mikroorganismen.[27]

Damit geschah, zumindest global betrachtet, genau das Gegenteil dessen, was man offiziell beabsichtigte, nämlich möglichst viele Menschen vor dem Tod infolge der Pandemie zu bewahren. Doch das ist noch längst nicht alles, was sich infolge der inadäquaten Maßnahmen weltweit zuträgt. Laut Amnesty International hat sich die Menschenrechtslage mit der COVID-19-Krise für Millionen von Menschen unmittelbar oder mittelbar verschlechtert, wie aus dem Bericht für das Jahr 2020 hervorgeht: »In vielen Teilen der Welt verstärkten die Pandemie und ihre Folgen im letzten Jahr die Auswirkungen von Ungleichheit, Diskriminierung und Unterdrückung. Besonders vulnerable Gruppen wie vorerkrankte Menschen, Geflüchtete und Beschäftigte im Gesundheitswesen, Minderheiten sowie Frauen und Mädchen litten am stärksten unter der Pandemie. Während autoritäre Regierungen oft mit exzessiver Gewalt gegen die Zivilgesellschaft vorgingen, versagte die internationale Zusammenarbeit in vielen Bereichen, wie auch beim gerechten Zugang zu Impfstoffen.«[28] Wie Amnesty International weiter berichtet, hat die COVID-19-Pandemie »zudem die bereits katastrophalen Lebensumstände von Geflüchteten sowie Migrantinnen und Migranten in vielen Ländern verschärft. Grenzschließungen ließen Menschen ohne Grundversorgung stranden, viele wurden in Lagern ohne sanitäre Grundausstattung festgesetzt, oft fehlten sauberes Wasser und wichtige Hygieneartikel; andere wurden unter desaströsen Bedingungen in Zwangsquarantänen inhaftiert.« Der Generalsekretär von Amnesty International in Deutschland, Markus N. Beeko, beklagt, dass Millionen von Menschen im letzten Jahr massiv der Pandemie und ihren Folgen ausgesetzt waren: »Zahlreiche Staaten missbrauchten die Gesundheitskrise, um weiter rechtsstaatliche Prinzipien aufzulösen und Rechte einzuschränken, oder nahmen billigend den Tod von Menschen aus Risikogruppen oder dem Gesundheitssektor in Kauf.« Dies gilt für nahezu alle Staaten.

Auch in Deutschland wird das Aushöhlen des Privatrechts im Hinblick auf den vermeintlichen Gesundheitsschutz immer wieder angeregt. So sagte der Präsident des Bayerischen Gemeindetags, Uwe Brandl: »Wir könnten heute Bewegungsprofile aus den Handys auslesen und auf diese Weise sehr treffsicher feststellen, wo sich die Menschen aufhalten. Wir müssen uns halt jetzt entscheiden, was wichtiger ist, der Gesundheitsschutz oder der Datenschutz.«[29] In dieselbe Richtung argumentierte Friedrich Merz bei seinem Kampf um den CDU-Vorsitz. Laut Merz müsse die Gesellschaft abwägen, »ob ihr der Daten- oder der Gesundheitsschutz wichtiger sei« – wobei sich diese Meinungen (bisher) nicht durchsetzen konnten.[30]

»Im schlimmsten Fall kollabiert unsere Weltordnung.« Dies ist der Titel eines Interviews mit dem israelischen Historiker Yuval Noah Harari.[31] Seiner Meinung nach werden sich die Menschen in 50 Jahren rückblickend gar nicht so sehr an die Epidemie selbst erinnern. »Stattdessen werden sie sagen,« so Harari, »dies war der Moment, an dem die digitale Revolution Wirklichkeit wurde.« Denn, wie er zurecht feststellt, ist diese Pandemie historisch betrachtet nicht so gefährlich wie die Seuchen der Vergangenheit: »Das Coronavirus ist nicht der Schwarze Tod aus dem Mittelalter und auch nicht die Spanische Grippe von 1918, die waren aus medizinischer Perspektive gesehen weitaus desaströser. Die politischen und wirtschaftlichen Auswirkungen der Corona-Pandemie könnten allerdings enorm sein.« Zudem gilt laut Harari: »Überwachung ist die beste Verteidigung gegen Epidemien.« Im Kampf gegen die Pandemie droht also im schlimmsten Fall eine Totalüberwachung, zumal die Menschen »im Spannungsfeld zwischen Gesundheit und Privatsphäre« »fast immer bereit sein [werden], Letztere zu opfern«. Das kann schwerwiegende Folgen haben: »Im 20. Jahrhundert war jedes totalitäre Regime noch durch eine grundlegende technologische Grenze eingeschränkt. [...] Selbst die Stasi hatte nicht genug Personal, um jeden DDR-Bürger rund um die Uhr überwachen zu können. [...] aber die neuen Technologien des 21. Jahrhunderts machen das nun möglich. Man braucht keinen Spion mehr auf der Straße, der die Menschen überwacht. Stattdessen gibt es Kameras, Mikrofone oder Sensoren. Die Auswertung der Datenmengen kann eine künstliche Intelligenz übernehmen, die sogar berechnen kann, wie sich ein Überwachter in Zukunft wahrscheinlich verhalten wird. Zum ersten Mal in der

Geschichte ist totale Überwachung möglich. Man kann mehr über die Menschen erfahren, als sie selbst über sich wissen. Das ist die eigentliche Gefahr, die die aktuelle Krise mit sich bringt: dass die digitale Überwachungstechnologie durch die Gesundheitskrise weltweit legitimiert wird – auch in demokratischen Gesellschaften, die sich zuvor der Überwachung widersetzt haben.«

Ein weiterer Auszug aus dem Pressebericht von Amnesty International informiert darüber, dass COVID-19 auch genutzt wird für »zunehmende Einschränkungen von Meinungs-, Versammlungs- und Pressefreiheit. Kritische Stimmen, die auf Missstände aufmerksam machten, wurden vielerorts gezielt verfolgt und unterdrückt.«[32] Aber nicht nur die Freiheit, protestieren zu dürfen, eine zutiefst demokratische, ist somit in Gefahr, sondern auch die akademische Freiheit. Laut dem sogenannten »Akademischen Freiheitsindex« (Academic Freedom Index), der gemeinsam von Experten des Global Public Policy Institute, der Friedrich-Alexander-Universität Erlangen-Nürnberg und dem Netzwerk für Gelehrte in Gefahr (Scholars at Risk Network) ausgearbeitet und analysiert wurde, sinkt die Freiheit in der Wissenschaft weltweit.[33] Der Bericht konstatiert unter anderem, dass auch die COVID-19-Pandemie die Wissenschaft bzw. die Menschen, die Wissenschaft betreiben, unfreier gemacht haben könnte, denn der Umstieg auf digitale Kommunikation erleichtere die Überwachung. Wenn das Recht auf Überwachung des Privatlebens zu- und gleichzeitig das Recht auf freie Meinungsäußerung abnimmt, ist das auch mit Blick auf die vielen humanitären Katastrophen, die weltweit damit einhergehen, sehr beunruhigend.

Nationale Folgen eines überreagierenden Systems

Die Fehlreaktion des weltpolitischen Systems trifft nicht nur die Menschen in den armen Nationen des globalen Südens hart, auch in den reichen Nationen des globalen Nordens leiden die Menschen unter den internationalen, aber vor allem unter den nationalen Maßnahmen. Die Eingriffe in nahezu alle Lebensbereiche führen dabei zur Verschärfung der chronischen Entzündungslage in der breiten Bevölkerung. Dies wiederum macht die Menschen anfälliger für einen Zytokinsturm und einen schweren COVID-19-Verlauf. Hier nur ein paar Punkte, die es erleichtern sollen, die bestürzenden medizinischen Konsequenzen zu erkennen und einordnen zu können:

Fehlernährung und Bewegungsmangel. Laut den Ergebnissen einer Studie aus China hatte schon ein einziger Monat Ausgangssperre dramatische Effekte auf die körperliche Verfassung von Kindern und Jugendlichen.[34] Der BMI (Body-Mass-Index) stieg in dieser kurzen Zeitspanne um durchschnittlich 3,7 Prozent in allen Altersuntergruppen. Die Rate der übergewichtigen Kinder und Jugendlichen erhöhte sich um 17,8 Prozent, die der Fettleibigen sogar um 22,9 Prozent. Dies ist nicht nur Folge einer mehr auf Fertiggerichten basierenden Ernährung, sondern auch verminderter körperlicher

Bewegung, Angstsymptomatiken und Stress. Diese negativen Entwicklungen gehen mit immer mehr Bildschirmzeit einher.[35] Dabei treffen die Pandemie-Maßnahmen diejenigen besonders hart, die schon vor dem Lockdown zum Beispiel unter sozialer Isolierung oder unter Essstörungen litten.[36]

Laut einem Bericht der Deutschen Presseagentur greifen auch Deutsche in der Corona-Krise vermehrt zu Fertiggerichten wie Teigwaren, Tiefkühl-Pizzen und -Baguettes sowie zu Gulasch und Hamburgern – die Umsätze dieses gewaltigen Industriezweigs stiegen 2020 an, nachdem sie im Jahr zuvor stagniert hatten.[37] Die Zunahme an meist kalorienreicher und vitalstoffarmer Ernährung kombiniert mit Bewegungsmangel verschärft die Adipositas-Pandemie bei Kindern und Jugendlichen. Dies wird, und davor warnten Experten schon im Mai 2020, das Risiko eines schweren COVID-19-Verlaufs in Richtung jüngere Altersgruppen verschieben.[38] So fand eine US-amerikanische Untersuchung eine umgekehrte Beziehung zwischen Gewicht und Alter der Patienten, die wegen eines schweren COVID-19-Verlaufs ins Krankenhaus mussten: Je höher der Grad der Fettleibigkeit, desto jünger waren die Patienten. Soziale Isolierung, Einschränkungen im Schulsport, Schließung der Fitnessstudios, Verbot des Vereinssports sowie Ausgangssperren sind also Maßnahmen, die sicherlich dazu beitragen, dass auch die jüngeren Generationen in Zukunft anfälliger für schwere COVID-19-Verläufe, aber eben auch für viele andere Zivilisationskrankheiten sein werden.

Psychische Störungen. Um seine Corona-Maßnahmen durchsetzen zu können, entwickelte das deutsche Bundesinnenministerium schon zu Beginn der Pandemie ein

»vertrauliches« Szenarienpapier, das allerdings auf seiner Webseite für jedermann zum Download zur Verfügung steht.[39] Laut Angabe des *Spiegels* waren am 22. März 2020 auch das Verteidigungsministerium und das Bundeskanzleramt über dessen Inhalt informiert worden.[40] Die an der Erstellung des Corona-Plans mitwirkenden Experten aus Gesundheitswesen, Krisenmanagement, Verwaltung und Wirtschaft fordern darin unter Punkt 4 *Schlussfolgerungen für Maßnahmen und offene Kommunikation*, der deutschen Bevölkerung den ungünstigsten anzunehmenden Fall vorzuführen. Folgendes steht dort in Bezug auf die Medienpolitik der Bundesregierung:

»Um die gewünschte Schockwirkung zu erzielen, müssen die konkreten Auswirkungen einer Durchseuchung auf die menschliche Gesellschaft verdeutlicht werden:

1. Viele Schwerkranke werden von ihren Angehörigen ins Krankenhaus gebracht, aber abgewiesen, und sterben qualvoll um Luft ringend zu Hause. Das Ersticken oder nicht genug Luft kriegen ist für jeden Menschen eine Urangst. Die Situation, in der man nichts tun kann, um in Lebensgefahr schwebenden Angehörigen zu helfen, ebenfalls. Die Bilder aus Italien sind verstörend.
2. ›Kinder werden kaum unter der Epidemie leiden‹: Falsch. Kinder werden sich leicht anstecken, selbst bei Ausgangsbeschränkungen, z. B. bei den Nachbarskindern. Wenn sie dann ihre Eltern anstecken, und einer davon qualvoll zu Hause stirbt und sie das Gefühl haben, Schuld daran zu sein, weil sie z. B. vergessen haben, sich nach dem Spielen die Hände zu waschen,

ist es das Schrecklichste, was ein Kind je erleben kann.«[41]

Die Umsetzung dieser Kommunikationsstrategie zeigte Wirkung, insbesondere mit Blick auf die Kinder. So schreibt eine Interessengruppe der Deutschen Gesellschaft für Psychologie, dass der Alltag von Kindern und Jugendlichen inmitten der COVID-19-Pandemie von vielen Belastungsfaktoren geprägt ist. Viele der bisherigen Maßnahmen treffen »insbesondere Kinder und Jugendliche mit besonderer Härte. Schulschließungen und Distanzunterricht, geschlossene Jugendtreffs und kaum Freizeitmöglichkeiten, begleitet von der Sorge um Erkrankung und Tod der Eltern und Großeltern.«[42]

Dass Kinder aber nicht, wie die Maßnahmen der Bundesregierung sowie deren Begründung suggerieren, Teil des Problems, sondern Teil der Lösung sind, macht eine sehr umfangreiche Studie aus England deutlich. So war das Zusammenleben mit Kindern im Alter von bis zu elf Jahren bei über 11,5 Millionen Erwachsenen unter 65 Jahren im Untersuchungszeitraum von Februar bis August 2020 weder mit einem erhöhten Risiko für eine Corona-Infektion noch für eine COVID-19-bedingte Krankenhaus- oder Intensivstation-Aufnahme verbunden, jedoch mit einem *reduzierten* Risiko für einen Corona-bedingten Tod.[43] Es gab auch kein erhöhtes Ansteckungsrisiko durch Corona infolge des Zusammenlebens mit Kindern bei den über 2,5 Millionen Erwachsenen, die älter als 65 Jahre waren.

Da es während des Untersuchungszeitraums zu ersten Schulschließungen kam, konnte man mit der Studie auch deren Auswirkungen untersuchen. Dazu die britischen Forscher: »Wir beobachteten keine Veränderungen des [Infektions-]Risikos nach der Schließung von Schulen.« Zudem stellten sie fest, dass ein Leben in Gemeinschaft mit Kindern der Gesundheit eher zuträglich ist, und fügten in ihrer Pressemitteilung hinzu: »Das Zusammenleben mit Kindern jeden Alters [ist] auch mit einem geringeren Risiko verbunden, an Nicht-COVID-19-Ursachen zu sterben.«[44] Ein Grund dafür könnte sein, dass Kinder das Leben der meisten Eltern und Großeltern bereichern und für Lebensfreude sorgen. Die tagtägliche Ausschüttung von Oxytocin (auch liebevoll »Kuschelhormon« genannt, weil es für ein wohliges Gefühl bei sozialen Kontakten sorgt; es wirkt antientzündlich und lässt sogar das Gehirn wachsen) könnte sich gut auf die Immunfunktion aller Familienmitglieder auswirken.[45] Und dies wiederum erhöht den Schutz vor COVID-19, aber auch vor vielen anderen Krankheiten.

Doch für die Durchsetzung der Corona-Maßnahmen ist Angst ein probates Mittel. Und diese lässt sich über Kinder als vermeintliche Gefahrenquelle sehr gut schüren, da sie neben den alten Menschen die hilflosesten Mitglieder der Gesellschaft sind. Doch dafür nimmt man bei diesen massive psychosoziale, emotionale und körperliche Auswirkungen in Kauf: »Blicken Kinder auf die Pandemie«, so die *Neue Zürcher Zeitung*, »sehen sie eine Krise, die einfach nicht enden will. Zwar haben die Jüngsten gesundheitlich kaum etwas zu befürchten. Von der Krise sind sie aber direkt betroffen. Corona hat auch ihr Leben erschüttert. Die Kontaktbeschränkung, die fehlende Bewegung, Stress und Isolation führen zu einer erhöhten emotionalen Belastung, psychische Probleme haben zugenommen. Das belegen zahlreiche Untersuchungen und Aussagen von Schulpsychologen. Sie berichten von Verhaltensauffälligkeiten und Ängsten, Einsamkeit und negativen Stimmungslagen.«[46] Doch diese Entwicklungen scheinen niemanden, der dafür in der Verantwortung steht, abzuschrecken, im Gegenteil, die Maßnahmen werden mit immer weiteren Gesundheitsgesetzen sogar noch weiter verschärft. Infolgedessen sah sich Jens Gnisa, Direktor des Amtsgerichts Bielefeld und bis 2019 Vorsitzender des Deutschen Richterbunds (DRB), des größten deutschen Berufsverbandes von Richtern und Staatsanwälten, in der Pflicht, auf seiner Facebook-Seite am 11.4.2021 die Pläne der Bundesregierung zu einer Ausweitung der Kompetenzen des Bundes in der Corona-Krise deutlich zu kritisieren:[47] »Man sieht mich selten fassungslos. Aber nun ist es so weit. Der Bund schießt deutlich über alle Verhältnismäßigkeitsgrenzen hinaus.« Denn laut Gnisa sei es willkürlich, derartig drastische Maßnahmen nur von Infektionszahlen (Inzidenz, aber eigentlich Meldezahlen) abhängig zu machen, »weil die reine Inzidenz davon abhängt wie viel getestet wird«. Die hohe Rate an falsch Positiven bei PCR- und Schnelltests bringe es mit sich, dass Corona nicht verschwinde, solange getestet wird. Sie erinnern sich: Die Corona-PCR liefert bei zwei untersuchten Zielgenen (derzeit der »Goldstandard«) in einer gesunden Bevölkerung 155 falsch Positive pro 100 000 Getesteten. Deshalb Gnisa: »Das ist manipulierbar. Ab einer Inzidenz von 100 [PCR-Positive bei 100 000 Personen pro Woche] nächtliche Ausgangssperren zu verhängen, obwohl von Gerichten deren Wirksamkeit angezweifelt wurde, ist eine Nichtachtung der Justiz. Eltern ab einer Inzidenz von 100 zu verbieten, ihre Kinder zu treffen, entspricht für mich auch nicht dem Bild des Grundgesetzes.«

Die weltweite Angst vor dem vermeintlichen Killervirus plus soziale Isolation und existenzielle Sorgen, verbunden mit einem Verlust von Lebenssinn, resultiert in einer enormen Zunahme psychischer Erkrankungen in allen Altersklassen.[48] Doch insbesondere älteren Menschen in Heimen oder bei radikalen Kontaktbeschränkungen auch zu Hause wird durch die Isolationsmaßnahmen oft die letzte Freude am Leben genommen, weshalb sie nun verstärkt unter Depression leiden.[49] Die Gesamtsituation ist aus medizinischer Sicht ein gewaltiges Problem, denn psychisch belastete Menschen, und das sind dann nicht nur die Jungen und Älteren, haben stressbedingt ein schlecht funktionierendes, proentzündlich eingestelltes Immunsystem, was für sie letztendlich bedeutet, dass die Wahrscheinlichkeit eines schweren COVID-19-Verlaufs ansteigt.[50] Aber eben auch die vieler anderer psychischer und körperlicher Erkrankungen.

Soziale und emotionale Entwicklungsstörungen. Immer mehr Kinderärzte warnen vor massiven gesundheitlichen Langzeitfolgen bei Kindern und Jugendlichen und fordern, Schulen und Kitas rasch wieder zu öffnen. »Auch nach dem Auftreten von Virusmutationen bleibt es dabei, dass Kinder und Jugendliche keine Treiber der Pandemie sind«, so der Präsident des Berufsverbands der Kinder- und Jugendärzte Thomas Fischbach,[51] »deshalb können und müssen alle Schulen und die Kitas umgehend wieder geöffnet werden. Sie spielen im Infektionsgeschehen keine nennenswerte Rolle.« Diese Aussage wird durch die vorgenannte britische Studie bestätigt. Und obwohl Fischbach warnt, dass die geplanten weiteren Schließungen von Schulen die Kollateralschäden für Kinder und Jugendliche massiv erhöhen würden, wurden entsprechende Maßnahmen beschlossen. Dabei seien laut Fischbach die psychischen, sozialen und emotionalen Beeinträchtigungen nach einem Jahr im Corona-Ausnahmezustand im zweiten Lockdown noch stärker als im ersten Lockdown im Frühjahr 2020. Eine Zunahme an Vereinsamung, Depression, aggressivem Verhalten und innerfamiliären Konflikten sei zu beobachten. Zu denselben Schlussfolgerungen und Forderungen an die Politik kommt der Vize-Chef der Kassenärztlichen Bundesvereinigung, Stephan Hofmeister: »Wir brauchen jetzt dringend neue Konzepte, die nicht an immer neue, immer niedriger gesetzte Inzidenzwerte geknüpft werden dürfen.«[52] Denn, so Hofmeister weiter: »Bei einer Therapie muss immer wieder diskutiert werden, ob Haupt- und Nebenwirkungen in einem gesunden Verhältnis zueinander stehen. Ist das nicht der Fall, dann muss die Therapie korrigiert werden.«

Aber selbst, wenn die Schulen offen sind, werden die emotionale Entwicklung und das soziale Miteinander auch durch das Tragen von Gesichtsmasken stark beeinträchtigt. »Weiterhin wird die Empathie – das Mitfühlen des emotionalen Zustands des anderen –«, so der Neurowissenschaftler und Psychiater Manfred Spitzer in einem entsprechenden Übersichtsartikel, »durch das Tragen von Masken beeinträchtigt. Wie Studien zeigen, nimmt man beim Kommunizieren unbewusst den Gesichtsausdruck des Gegenübers auf und fühlt dadurch den inneren Zustand des anderen mit, was durch das Tragen einer Maske verhindert wird.«[53] Zusammenfassend kommt er zu dem Schluss: »Das Abdecken der unteren Gesichtshälfte verringert die Fähigkeit zu kommunizieren, die Gesichtsausdrücke von denjenigen zu interpretieren und nachzuahmen, mit denen wir interagieren. Positive Emotionen werden weniger erkennbar, und negative Emotionen werden verstärkt.« Deshalb sollten laut Spitzer die Vor- und Nachteile von Gesichtsmasken in Schulen »ernsthaft berücksichtigt und Lehrern und Schülern klar und deutlich gemacht werden. Die spezifische Situation der Schule muss auch jede Entscheidung über die Verwendung von Gesichtsmasken beeinflussen.« Denn Gesichtsmasken verursachen ernsthafte Interpretationsprobleme. So führt Spitzer weiter aus: »Angesichts der Tatsache, dass das echte Lächeln die obere und die untere Gesichtshälfte betrifft, wobei die obere Hälfte das charakteristische ›Stirnrunzeln‹ aufweist, das ein Lächeln zu einem echten Lächeln macht, gibt es viel Raum für Missverständnisse: Gesichtsmasken blockieren das Lächeln und lassen es zu, dass nur das Stirnrunzeln kommuniziert wird – was tatsächlich schlimmer sein kann als gar kein Lächeln!«

Interessanterweise wird das Maskentragen auch im Bayerischen Gesetz (BayKiBiG) zur Bildung, Erziehung und Betreuung von Kindern in Kindergärten, anderen Kindertageseinrichtungen und in Tagespflege aufgegriffen. Dort findet sich in Teil 3 zur Sicherung des Kindswohls der Artikel 9a zum Verbot der Gesichtsverhüllung[54]: »Beschäftigte in Kindertageseinrichtungen dürfen während der Besuchszeit ihr Gesicht nicht verhüllen, es sei denn, betreuungsbedingte Gründe stehen dem entgegen.« Aber in Zeiten von Corona scheint das nicht mehr zu gelten – zumindest nicht in den Schulen. Doch auch für das Maskentragen in Kitas gibt es prominente Fürsprecher. »Auch kleine Kinder könnten einen Mundschutz tragen«, so der Sprecher des Berufsverbandes der Kinder- und Jugendärzte Jakob Maske gegenüber der *Welt*.[55] »Das ist gar kein Problem«, so der Mediziner, denn angenommen, ein Kind würde tatsächlich nicht genügend Sauerstoff oder zu viel CO2 einatmen, dann würde es müde werden und sich abgeschlagen fühlen. In diesem Fall nähme das Kind die Maske von allein ab. Was dabei außer Acht gelassen wird, ist jedoch der Umstand, dass das Maskentragen, wie nicht nur der Artikel von Spitzer belegt, zu massiven Entwicklungsstörungen insbesondere bei Babys und Kleinkindern, aber auch bei älteren Kindern führen kann.[56]

Um solch absurden wie ungesunden Entwicklungen Einhalt zu gebieten, aber auch, weil es nicht genügend Evidenz für deren Nutzen gibt, beschloss am 8.4.2021 das Familiengericht Weimar in einem Eilverfahren (Az.: 9 F 148/21)[57], »dass es zwei Weimarer Schulen mit sofortiger Wirkung verboten ist, den Schülerinnen und Schülern vorzuschreiben, Mund-Nasen-Bedeckungen aller Art (insbesondere qualifizierte Masken wie FFP2-Masken) zu tragen, AHA-Mindestabstände einzuhalten und/oder an SARS-CoV-2-Schnelltests teilzunehmen«. Der für den Beschluss verantwortliche Richter fasst seine Begründung wie folgt zusammen:[58]

»Der den Schulkindern auferlegte Zwang, Masken zu tragen und Abstände untereinander und zu dritten Personen zu halten, schädigt die Kinder physisch, psychisch, pädagogisch und in ihrer psychosozialen Entwicklung, ohne dass dem mehr als ein allenfalls marginaler Nutzen für die Kinder selbst oder Dritte gegenübersteht. Schulen spielen keine wesentliche Rolle im ›Pandemie‹-Geschehen.

[…] Ausgehend von Erhebungen in Österreich, wo in Grundschulen keine Masken getragen werden, aber dreimal pro Woche flächendeckend Schnelltests vorgenommen werden, ergibt sich nach den Darlegungen des Gutachters Prof. Dr. Kuhbandner: 100 000 Grundschüler müssten eine Woche lang sämtliche Nebenwirkungen des Maskentragens in Kauf nehmen, um nur eine einzige Ansteckung pro Woche zu verhindern.«

Dies spricht für sich, und dem ist eigentlich nichts mehr hinzuzufügen. Dennoch drängen sich ein paar Fragen auf.

Die Warum-Fragen

Dies ist ein medizinisches Sachbuch. Es ging mir zu Beginn des Schreibens darum, über den Stand der Wissenschaft zu informieren und einen alternativen Weg aufzuzeigen, auf dem man schnell, kostengünstig und nachhaltig die Gesundheit der Menschen weltweit verbessern kann. Aber es ging mir auch darum, Ihnen die Angst vor dem Coronavirus zu nehmen, indem ich aufzeige, wie Sie sich nachhaltig schützen können. Ich hatte nicht geplant, politische Fragen zu stellen. Aber angesichts dessen, dass die Regierungen der Welt unisono begannen, virale Gesundheit zur alles überragenden Bürgerpflicht und Staatsaufgabe zu machen, ist es leider unmöglich, nur rein wissenschaftliche »Warum-Fragen« zu stellen. Zum einen, weil die getroffenen (wie auch die unterlassenen) Maßnahmen viele direkte und indirekte Auswirkungen auf die Gesundheit unzähliger Menschen haben. Zum anderen, weil ich alles, was derzeit geschieht, in erschreckend ähnlicher Weise schon vor über 10 Jahren las, in einem Zukunftsroman von Juli Zeh – und diese Geschichte ging nicht gut aus. Obwohl ich immer wieder für ein gesünderes Gesundheitsverhalten plädiere, warnte ich schon in meinem Buch *Die Alzheimer-Lüge – Die Wahrheit über eine vermeidbare Krankheit* davor, das Ideal langfristiger Gesundheit in völlig bedingungsloser Weise anzustreben, es sogar zum Staatsziel zu deklarieren.[59] Denn die dramatischen Folgen einer solchen Entwicklung in Zehs *Corpus Delicti* waren offensichtlich. So schrieb ich damals: »Wir würden in einem totalitären Staat enden. Dann wäre geistige Gesundheit [das Thema meines Buches] nichts wert, aber vermutlich auch nicht möglich.« Denn, so folgerte ich weiter, das Ideal, völlig gesund leben zu wollen, ist »ein Extrem, das auf eine geradezu paradoxe Weise dadurch unerreichbar wird, dass man es mit extremen Methoden zu erreichen versucht«.[60] Das lässt sich leicht nachvollziehen. Würde ich mich beispielsweise völlig pestizidfrei ernähren wollen, müsste ich unweigerlich verhungern. Würde ich versuchen, nur feinstaubfreie Luft zu atmen, dürfte ich meine Wohnung nicht mehr verlassen. Möchte der Staat sicherstellen, dass sich niemand mehr mit Corona infiziert, müsste er alle Menschen für einige Wochen in Einzelhaft nehmen. Ob dieses coronafreie Ideal für die Gesundheit der Bevölkerung förderlich wäre, lässt sich bezweifeln.

Corpus Delicti.[61] »Jung, attraktiv, begabt und unabhängig: Das ist Mia Holl, eine Frau von dreißig Jahren, die sich vor einem Schwurgericht verantworten muss. Zur Last gelegt wird ihr ein Zuviel an Liebe (zu ihrem Bruder), ein Zuviel an Verstand (sie denkt naturwissenschaftlich) und ein Übermaß an geistiger Unabhängigkeit. In einer Gesellschaft, in der die Sorge um den Körper alle geistigen Werte verdrängt hat, reicht dies aus, um als gefährliches Subjekt eingestuft zu werden.«[62] Der Prozess, der sie erwartet, spielt irgendwann im 21. Jahrhundert. Die Menschen leben in einer Gesundheitsdiktatur, die vorgibt, für alle nur das Beste zu wollen. Doch aus Angst vor Infektionen verlassen die Menschen kaum noch und nur mit Mundschutz das Haus. Alle sind dafür verantwortlich, sich und andere gesund zu erhalten. Es gibt beispielweise Toiletten, die Urin und Stuhl untersuchen und Abweichungen von der Norm melden (was heute schon geht, sogar mit intimer Videoüberwachung[63]). Auch die Zeit körperlicher Bewegung und des Schlafens wird zentral überwacht (was jedes Handy beziehungsweise Smartphone mit seinen Fitness-Apps derzeit schon macht.[64] So warnen Software-Experten: »Fitness-Apps sofort löschen: Diese Anwendungen spionieren Nutzer aus.«[65]). Die Macht in Zehs fiktivem Staat haben Gesundheitsexperten, nicht mehr gewählte Vertreter des Volkes – Staat und Medien sind gleichgeschaltet. Über *Corpus delicti* schreibt der NDR: »[...] eine bittere Parabel auf alle totalitären Systeme und das Zerrbild unserer möglichen Zukunft. Juli Zeh hat damit ein hoch politisches, verstörendes Science-Fiction-Buch geschrieben, ein Plädoyer für die Würde des Individuums.«[66] Doch heute, 12 Jahre nach Erscheinen ihres Romans, ist diese nicht mehr unantastbar.[67] Und Juli Zeh fragte zurecht und rechtzeitig zur Corona-Pandemie: »Wann wird der Begriff ›Gesundheitsdiktatur‹ von der Polemik zur Zustandsbeschreibung?«[68]

Jetzt, wo die Machthaber der Welt nahezu geeint die staatlich verordnete, allerdings nur vermeintliche Gesundheit nutzen, um immer weitere Zwangsmaßnahmen durchzusetzen, stellen sich neben den medizinischen unweigerlich auch gesundheitspolitische Fragen. Also, warum ...

- werden nicht die Ursachen des Zytokinsturms bekämpft, sondern wird stattdessen nur auf Impfungen spekuliert, die das Problem nicht lösen (mangelnder oder schwindender Impfschutz und Escape-Mutationen)?
- werden Massentestungen durchgeführt (auch zwangsweise in Schulen und öffentlichen Einrichtungen), obwohl man weiß, dass die vielen falsch Positiven zu gravierenden Fehlschlüssen führen und sogar die Pandemie immer weiter am Laufen halten, selbst wenn das Virus längst verschwunden ist?
- werden Kinder weiterhin als Gefahr dargestellt, obwohl nachgewiesenermaßen das Gegenteil der Fall ist (siehe oben die britische Studie) und es diesen psychisch und physisch enormen Schaden zufügt?

Und, und, und ... Die Liste der Warum-Fragen ist lang, sehr lang und wird täglich länger, und ich habe keine konkreten Antworten. Dennoch möchte ich hier ein paar Möglichkeiten aufzeigen:

- Vielleicht haben es die demokratischen Staaten einfach der chinesischen Regierung nachgemacht, die von einer viel ernsteren Gefahr ausging, weil sie die krankheitsfallbezogene Sterberate (CFR) fälschlicherweise mit der Infektionssterberate (IFR) gleichsetzte.

Doch diese Antwort ist nicht befriedigend. Denn eigentlich müssten inzwischen alle verstanden haben, dass die ursprüngliche Einschätzung der Gefährlichkeit falsch und deshalb die Reaktion übertrieben war und korrigiert werden müsste.

- Vielleicht wird der einmal eingeschlagene Kurs deshalb nicht geändert, weil dies bedeuten würde, dass man damit zugäbe, zu lange falsch reagiert zu haben, was das Risiko eines gewaltigen Imageverlusts mit sich brächte – und das einer gewaltigen Klagewelle.

Dieser Meinung ist zumindest die Virologin Isabella Eckerle und kritisiert Maßnahmen der politisch Verantwortlichen. Die in der Schweiz forschende Wissenschaftlerin schrieb auf Twitter: »Ich habe immer mehr das Gefühl, dass die Eindämmung der Pandemie oder auch nur die objektive Auseinandersetzung mit Daten bei einigen Politikern nie das Ziel war, nur die Frage, wie man das jetzt irgendwie laufen lassen kann, ohne hinterher verantwortlich gemacht zu werden.«[69]

- Vielleicht glauben die Regierenden tatsächlich, dass sie alles richtig machen.

Zu dieser möglichen Antwort zieht die Moderatorin Emilie Aubry am Ende der französischen *Arte*-Dokumentation über Corona im Mai 2020 mit dem Titel *Mit offenen Karten* eine interessante Zwischenbilanz: »Noch sind nicht alle Geheimnisse des SARS-CoV-2-Virus gelüftet, aber wir wissen, dass es [...] untypisch ist, weder besonders ansteckend noch besonders tödlich, aber äußerst lahmlegend, mit Ausgangsbeschränkungen für 4,5 Milliarden Menschen in 110 Ländern.

[…] Fazit: Zum ersten Mal in unserer Geschichte hat die ganze Welt der Gesundheit den Vortritt vor unserer Wirtschaft gegeben.«[70]

Bei ihrem letzten Satz stockte ich beim Zuhören und bin mir nicht ganz sicher, ob ich ihr so völlig zustimmen kann. Denn während manche Wirtschaftszweige völlig lahmgelegt werden, profitieren andere, besonders mächtige vom derzeitigen Kurs. Wir führen schließlich einen Krieg, einen Krieg gegen die Natur, sprich gegen ein global agierendes Virus in all seinen Varianten, den wir mit den unnatürlichen Mitteln, die wir einsetzen, nicht gewinnen können – und daher wird er notgedrungen chronisch sein. Und in solchen Kriegszeiten gibt es bekanntlich immer Gewinner, für die ein nicht endender Krieg auch nicht endende Einnahmen bedeutet. In diesem Krieg gegen das »Killervirus« steht sicherlich an erster Stelle die Pharmaindustrie, die mit immer wieder neuen Impfstoffen nachrüsten darf und nicht zuletzt mit wachsenden Umsätzen weiterhin ihre Standardmedikamente gegen die Symptome der vielen Zivilisationskrankheiten vertreiben kann. Interessanterweise berichtet *Medscape*, wie die WHO die Mitarbeiterinnen der Pharmaunternehmen BioNTech und AstraZeneca im Kampf gegen das Virus in einer Pressekonferenz als »Frontfrauen« vorstellt.[71] Ironischerweise werden die Impfstoffe und Medikamente, die solche Unternehmen entwickeln, letztendlich verhindern, dass wir die entsprechenden chronischen Krankheiten loswerden. Denn warum sollen wir etwas an unserer Lebensweise ändern, wenn es immer wieder ein »Pflaster« zu kaufen gibt, das die Symptome lindert?

- Vielleicht geht es um den Machterhalt, oder zumindest um dessen Anschein, denn in Wirklichkeit hat längst das Virus die Kontrolle übernommen.

Je drastischer die Maßnahmen, umso mehr lenken sie von der eigenen Machtlosigkeit ab. So können sich insbesondere diejenigen Politiker, die sich im Wettrüsten um immer härtere Auflagen bei den Corona-Maßnahmen einen Namen machen, entsprechende Stimmengewinne bei einer durch sie verängstigten Bevölkerung erhoffen. Diese Hoffnung ist sicherlich berechtigt, solange die Mehrheit der Wahlberechtigten tatsächlich glaubt, dass das Richtige getan wurde, um sie zu schützen.

Technik versus Natur – Natur gewinnt

Man muss nicht an eine Verschwörung glauben, um zu sehen, dass es in einer von technologischen Konzernen regierten Welt nur gewinnträchtige technologische Lösungen geben darf und anscheinend geben kann, frei nach dem US-amerikanischen Psychologen Abraham Maslow (1908–1970): »Wer als Werkzeug nur einen Hammer hat, sieht in jedem Problem einen Nagel.« [72] Seine Erkenntnis beruht auf dem sogenannten »Law of the Instrument« (Gesetz des Instruments). Danach neigen Menschen, die mit einem Werkzeug gut vertraut sind, dazu, dieses auch dann zu benutzen, wenn ein anderes Werkzeug besser geeignet wäre. Diesem Verhalten liegt der Denkfehler zugrunde, dass eine Vorgehensweise, weil sie in der Vergangenheit zum Erfolg geführt hat, auch weiterhin und in allen anderen Fällen zum Erfolg führen müsse. Doch rein technologische Werkzeuge, die uns bis heute weit gebracht haben, werden das derzeitige Problem nicht lösen, denn jedes Virus ist von der Natur auf Erfolg programmiert – und die ist erfinderischer, als es der Mensch je sein kann. Deshalb leiden und sterben stets viele Menschen, bevor eine technische Lösung gefunden wurde, und selbst dann doch bald wieder weitere, wenn durch natürliche virale Veränderungen die ursprüngliche technische Lösung nicht mehr funktioniert.

Aber auch wir sind von der Natur auf Erfolg programmiert. Über Jahrmillionen evolvierte sie mit ihrem Hang zur Balance ein Programm gegen Viren und andere Angreifer – wir nennen es Immunsystem. Es hat uns auf einem sehr langen Weg begleitet und bis hierher gebracht. Warum befähigen wir es nicht einfach wieder, seine Arbeit zu tun? Wir haben eigentlich keine andere Wahl, doch werden wir entsprechend handeln?

Das ist schwer zu sagen, denn wir stehen vor einer immens hohen psychologischen Hürde. Schließlich greift Corona nicht nur unseren Körper an, sondern auch unser menschliches Selbstbild. Dieses ist so selbstherrlich überzeichnet, dass wir sogar Götter nach unserem Ebenbild erschufen und all unser Tun durch diese legitimierten. Dazu gehört auch, über die Natur zu herrschen. Infolgedessen wähnt der Mensch sich selbst außerhalb der Natur – nahezu gottgleich. Da ist es schwer zu akzeptieren, dass uns unsere evolutionäre Vergangenheit Zwänge auferlegt (wie beispielsweise die Notwendigkeit, bestimmte Vitalstoffe regelmäßig zuzuführen). So versucht der Mensch die Natur so lange wie möglich auszutricksen. Wir sind doch frei im Willen und sollten damit auch frei sein in der Wahl unserer Nahrung. Wenn Currywurst mit Pommes die Leibspeise ist und Cola nun mal das Lieblingsgetränk, dann ist das so. Und wenn das auf Dauer krank macht, dann wird der Arzt schon eine pharmakologische Lösung haben und eine Pille verschreiben. Hauptsache: »Der menschliche Wille geschehe.«

Dieses Selbstverständnis gerät durch Corona ins Wanken. Ein Virus zwingt uns etwas auf. Allerdings wollen wir nicht erkennen, was das genau ist. Im Prinzip erinnert uns die Natur durch ihren viralen Angriff daran, dass wir immer noch ein Teil von ihr sind und mit natürlichen Mitteln unsere natürliche Abwehr stärken müssten. Doch statt dies zu erkennen unternimmt der moderne Mensch lieber einen modernen Lösungsversuch auf gesellschaftlicher Ebene: soziale Isolation kombiniert mit digitaler Verbundenheit, und statt natürlicher Stärkung des Immunsystems ein Pflaster in Form einer antiviralen Impfung. Es scheint fast so, als wäre uns das lieber, als den Gedanken ertragen zu müssen, dass wir letztendlich nur eines sind: menschliche Wesen mit natürlichen Bedürfnissen.

Schlusswort

Für dieses Buch habe ich Hunderte wissenschaftliche Artikel, Studien und Übersichtsarbeiten von Experten weltweit studiert und, wo immer nötig, zitiert. Es ist zwar für Laien geschrieben, aber durchaus auch für Ärzte, Virologen, Immunologen und Epidemiologen gedacht, denn es beleuchtet die COVID-19-Pandemie von allen Seiten, nicht nur aus der Nische einer bestimmten Gruppe von Spezialisten. Dabei sollte, so hoffe ich, allen bei der Lektüre klar geworden sein: Wir benötigen systemisches Denken und Handeln, um diese Krise zu überwinden und uns nachhaltig vor der nächsten zu schützen. Dies gilt auf individueller, aber mindestens genauso sehr auf gesellschaftlicher Ebene. So kann jeder Einzelne durch die vorgeschlagenen Maßnahmen dafür sorgen, dass er ein gesundes, adäquat reagierendes Immunsystem besitzt – vorausgesetzt, er hat dazu die entsprechenden Mittel und Freiheiten. Diese Erkenntnis umzusetzen würde jedoch vielen Menschen leichterfallen, wenn die Gesellschaft sie unterstützen würde. Ich denke da an ein Schulfach »Ernährung und Lebensstil«, an medizinische Leitlinien, die präventive Untersuchungen wie die Vitamin-D-Analyse oder Omega-3-Index-Bestimmung zur Kassenleistung machen, aber auch an ein politisches Umdenken, weg vom rein nationalen Denken und Handeln hin zum globalen Verhindern menschlicher Katastrophen. Dazu gehört auch das Erzielen von

Herdenimmunität nicht auf Basis ständigen Impfens, sondern auf Basis einer immunologisch gesunden Menschheit. Denn leider ist COVID-19 kein neues Phänomen, es ist vielmehr ein sich wiederholendes Syndrom unserer Zeit, in der man Menschen nicht vor Krankheiten bewahrt, indem man über deren Ursachen aufklärt und sie beseitigt. Auch Alzheimer ist ein solches Syndrom unserer Zeit, bei dem man wie bei COVID-19 das Lebensalter zur primären Ursache für die Krankheit beziehungsweise den schweren Krankheitsverlauf erklärt – oder die Gene, die schlecht sein müssen. Bei Corona vermutet eine Forschungsgruppe – und das ist kein Scherz – sind es Neandertaler-Gene![1]

Doch wie bei Alzheimer irrt man auch bei Corona. So fasst eine Metastudie aus dem Jahr 2020 ihr vermeintlich überraschendes Ergebnis zusammen: »Ein gesunder Lebensstil als zusammengesetzter Score [Vitalstoffmängel beseitigen und toxische Einflüsse reduzieren] ist mit einem wesentlich geringeren Risiko für Alzheimer-Demenz verbunden.«[2] Statt *Alzheimer* könnte hier auch *COVID-19* stehen.

Ich kann jetzt nur hoffen, dass Menschen, die dieses Buch lesen, begreifen, dass wir nicht außerhalb der Natur stehen, sondern als Produkt der Evolution mittendrin. Wer glaubt, ein Pflaster wie eine Impfung könne uns erlauben, so weiterzumachen wie bisher, sollte umdenken. Auch bei Alzheimer wurde eine Impfung über Jahrzehnte hinweg als Wunderwaffe angepriesen, die jedoch, wie ich schon 2014 prognostizierte, scheitern musste.[3] Doch in der Hoffnung darauf litten und starben weiterhin Menschen an dieser Krankheit, und dies wird immer weiter so passieren, weil wir das Symptom, für das Alzheimer steht und nun eben COVID-19, nicht als Teil eines Syndroms erkennen, das einen grundsätzlichen Kulturwandel erfordert. Es ist sicherlich nicht zu spät für Sie als Leser. Und ich hoffe, es ist auch noch nicht zu spät für die Menschheit, denn Klimawandel und Artensterben sind ebenfalls Symptome dieser kulturellen Fehlentwicklung.

Danksagung

Dieses Buch wäre nicht möglich gewesen ohne den gewaltigen wissenschaftlichen Datenschatz, den unzählige Forscher weltweit zusammengetragen und publiziert haben. Deshalb gehört mein erster Dank den Generationen von Wissenschaftlern, die dieses wertvolle Fundament geschaffen haben. Viele hilfreiche Kommentare und Anregungen erhielt ich von Bettina Simonis und Marc Blust. Ich danke auch meinen Kindern Sebastian, Sarah und Nadja und nicht zuletzt meiner Frau Sabine, die mich in der Zeit des Schreibens sehr unterstützt haben. Ein besonderer Dank geht an meine Lektorin bei Heyne, Friederike Achter, und die Redakteurin Sophie Dahmen, die beide in wunderbarer Teamarbeit das Buch so viel besser machten.

Anmerkungen

Einleitung

1 Horsthemke, S.: »Verschwörungstheoretikern bedeutet es viel, einzigartig zu sein«, www.spektrum.de/news/verschwoerungstheorien-zu-covid-19/1722088, (14.4.2020, zuletzt abgerufen am 11.5.2021)

2 Kreiß, C.: Gekaufte Forschung: Wissenschaft im Dienst der Konzerne, Europa-Verlag: Berlin 2015; Wittig, F.: Die weisse Mafia: Wie Ärzte und Pharmaindustrie unsere Gesundheit aufs Spiel setzen, Riva: München 2013

3 Streeck, H. et al.: »Infection fatality rate of SARS-CoV2 in a super-spreading event in Germany«, Nat Commun 2020, www.ncbi.nlm.nih.gov/pmc/articles/PMC7672059; Ioannidis, JPA: »Infection fatality rate of COVID-19 inferred from seroprevalence data«, Bull World Health Organ 2021, 99:19–33

4 www.who.int/docs/default-source/coronaviruse/transcripts/who-audio-emergencies-coronavirus-press-conference-full1jun2020.pdf, (1.6.2020, zuletzt abgerufen am 11.5.2021)

5 https://www.br.de/nachrichten/deutschland-welt/faktenfuchs-so-werden-corona-todesfaelle-gezaehlt,RtnpYVL, (3.4.2020, zuletzt abgerufen am 11.5.2021)

6 Mangalmurti, N. & Hunter, CA: »Cytokine Storms: Understanding COVID-19«, Immunity 2020, www.ncbi.nlm.nih.gov/pmc/articles/PMC7321048; Song, P. et al.: »Cytokine storm induced by SARS-CoV-2«, Clin Chim Acta 2020, 509:280–287

7 Aschwanden, C.: »Five reasons why COVID herd immunity is probably impossible«, Nature 2021, 591:520–522

8 Toovey, OTR et al.: »Introduction of Brazilian SARS-CoV-2 484K.V2 related variants into the UK«, J Infect 2021, www.ncbi.nlm.nih.gov/pmc/articles/PMC7857057

9 Ioannidis, JPA: »Infection fatality rate of COVID-19 inferred from seroprevalence data«, Bull World Health Organ 2021, 99:19–33

10 De Smet, D. et al.: »Serum 25(OH)D Level on Hospital Admission Associated With COVID-19 Stage and Mortality«, Am J Clin Pathol 2020, www.ncbi.nlm.nih.gov/pmc/articles/PMC7717135

11 Keflie, TS & Biesalski, HK: »Micronutrients and bioactive substances: Their potential roles in combating COVID-19«, Nutrition 2021, www.ncbi.nlm.nih.gov/pmc/articles/PMC7717879

12 Alexander, J. et al.: »Early Nutritional Interventions with Zinc, Selenium and Vitamin D for Raising Anti-Viral Resistance Against Progressive COVID-19«, Nutrients 2020, www.ncbi.nlm.nih.gov/pmc/articles/PMC7468884; Keflie, TS & Biesalski, HK: »Micronutrients and bioactive substances: Their potential roles in combating COVID-19«, Nutrition 2021, www.ncbi.nlm.nih.gov/pmc/articles/PMC7717879

Kapitel 1: Die Todesangst geht vira

Eingangszitat: Rinnhofer, P.:Weiß-Grüner Zitatenschatz. Von Peter Rosegger bis Fritz P. Rinnhofer, Rinnhofer: Graz 2002

1 Liu, DX et al.: »Human Coronavirus-229E, -OC43, -NL63, and -HKU1 (Coronaviridae)«, Encyclopedia of Virology 2021, 428–440

2 Fouchier, RA et al.: »Aetiology: Koch's postulates fulfilled for SARS virus«, Nature 2003, www.ncbi.nlm.nih.gov/pmc/articles/PMC7095368

3 Gouilh, MA et al.: »SARS-Coronavirus ancestor's foot-prints in South-East Asian bat colonies and the refuge theory«, Infect Genet Evol 2011, 11:1690–1702

4 Mobaraki, K. & Ahmadzadeh, J.: »Current epidemiological status of Middle East respiratory syndrome coronavirus in the world from 1.1.2017 to 17.1.2018: a cross-sectional study«, BMC Infect Dis 2019, www.ncbi.nlm.nih.gov/pmc/articles/PMC6487021

5 www.who.int/csr/don/05-january-2020-pneumonia-of-unkown-cause-china/en/, (5.1.2020, zuletzt abgerufen am 11.5.2021)

6 Wu, F. et al.: »A new coronavirus associated with human respiratory disease in China«, Nature 2020, 579:265–269

7 van Dorp, L. et al.: »Emergence of genomic diversity and recurrent mutations in SARS-CoV-2«, Infect Genet Evol 2020, www.ncbi.nlm.nih.gov/pmc/articles/PMC7199730

8 Chen, J. et al.: »Mutations Strengthened SARS-CoV-2 Infectivity«, J Mol Biol 2020, 432:5212–5226

9 Callaway, E.: »Could new COVID variants undermine vaccines? Labs scramble to find out«, Nature 2021, 589:177–178; Williams, TC & Burgers, WA: »SARS-CoV-2 evolution and vaccines: cause for concern?«, Lancet Respir Med. 2021, www.thelancet.com/journals/lanres/article/PIIS2213-2600(21)00075-8/fulltext

10 Toovey, OTR et al.: »Introduction of Brazilian SARS-CoV-2 484K.V2 related variants into the UK«, J Infect 2021, www.ncbi.nlm.nih.gov/pmc/articles/PMC7857057

11 Starr, TN et al.: »Prospective mapping of viral mutations that escape antibodies used to treat COVID-19«, Science 2021, 371:850–854

12 www.who.int/docs/default-source/coronaviruse/transcripts/who-audio-emergencies-coronavirus-press-conference-full-and-final-11mar2020.pdf, (11.3.2020, zuletzt abgerufen am 11.5.2021), Übers. und Hervorhebungen durch den Autor.

13 www.thelocal.it/20201124/explained-why-is-italys-covid-19-death-toll-so-high/ (27.11.2020, zuletzt abgerufen am 11.5.2021)

14 www.stuff.co.nz/national/health/coronavirus/120443722/coronavirus-is-covid19-really-the-cause-of-all-the-fatalities-in-italy (20.3.2020, zuletzt abgerufen am 11.5.2021)

15 Friedler, B. et al.: »One is the deadliest number: the detrimental effects of social isolation on cerebrovascular diseases and cognition«, Acta Neuropathol 2015, 129:493–509

16 Deutscher Bundestag: Zur Bewertung des COVID-19-Infektionsgeschehens: Ausgewählte Quellen und Institutionen. (Siehe darin Fußnote 12): www.bundestag.de/resource/blob/706214/3186743b43670ebb3d93c9566e39eab5/WD-8-032-20-pdf-data.pdf (24.3.2020, zuletzt abgerufen am 11.5.2021)

17 www.dgrm.de/fileadmin/PDF/PDF_Berlin/RKI_COV-19_OBDUKT._03.04.20.PDF (3.4.2020, zuletzt abgerufen am 11.5.2021)

18 https://www.spiegel.de/wissenschaft/mensch/corona-jahr-2020-keine-deutliche-uebersterblichkeit-in-deutschland-a-e4524a2e-cc59-44ff-b63a-86ed8bbcf81d (29.1.2021, zuletzt abgerufen am 11.5.2021)

19 Thornley, S. et al.: »Rapid response to: The covid-19 elimination debate needs correct data«, BMJ 2020, https://doi.org/10.1136/bmj.m3883

20 Streeck, H. et al.: »Infection fatality rate of SARS-CoV2 in a super-spreading event in Germany«, Nat Commun 2020, www.ncbi.nlm.nih.gov/pmc/articles/PMC7672059

21 Wu, JT et al.: »Estimating clinical severity of COVID-19 from the transmission dynamics in Wuhan, China«, Nat Med 2020, 26:506–510

22 www.who.int/dg/speeches/detail/who-director-general-s-opening-remarks-at-the-media-briefing-on-covid-19---3-march-2020 (3.3.2020, zuletzt abgerufen am 11.5.2021); https://www.who.int/docs/default-source/coronaviruse/who-china-joint-mission-on-covid-19-final-report.pdf (24.2.2020, zuletzt abgerufen am 11.5.2021)

23 Ioannidis JPA: »Infection fatality rate of COVID-19 inferred from seroprevalence data«, Bull World Health Organ 2021, 99:19–33

24 Thornley, S. et al.: »Rapid response to: The covid-19 elimination debate needs correct data«, BMJ 2020, https://doi.org/10.1136/bmj.m3883

25 World Health Organization: »Up to 650 000 people die of respiratory diseases linked to seasonal flu each year«, www.who.int/mediacentre/news/releases/2017/seasonal-flu/en/ (13.12.2017, zuletzt abgerufen am 11.5.2021); www.statista.com/statistics/1127799/influenza-us-mortality-rate-by-age-group; Cantan, B. et al.: "Influenza Infections and Emergent Viral Infections in Intensive Care Unit", Semin Respir Crit Care Med 2019, 40:488–497

26 Liu, J. et al.: »Excess mortality in Wuhan city and other parts of China during the three months of the covid-19 outbreak: findings from nationwide mortality registries«, BMJ 2021, https://doi.org/10.1136/bmj.n415

27 www.who.int/docs/default-source/coronaviruse/wuhan-virus-assay-v1991527e5122341d99287a1b17c111902.pdf (13.1.2020, zuletzt abgerufen am 11.5.2021)

28 www.who.int/docs/default-source/coronaviruse/protocol-v2-1.pdf?sfvrsn=a9ef618c_2 (17.1.2020, zuletzt abgerufen am 11.5.2021)

29 https://apps.who.int/iris/bitstream/handle/10665/331329/WHO-COVID-19-laboratory-2020.4-eng.pdf?sequence=1&isAllowed=y (2.3.2020, zuletzt abgerufen am 11.5.2021)

30 www.bioscientia.de/home/aktuelles/2020/08/wie-zuverlaessig-ist-der-pcr-nachweis (21.8.2020, zuletzt abgerufen am 11.5.2021)

31 Kohmer, N. et al.: »The Comparative Clinical Performance of Four SARS-CoV-2 Rapid Antigen Tests and Their Correlation to Infectivity In Vitro«, J Clin Med 2021, www.ncbi.nlm.nih.gov/pmc/articles/PMC7830733

32 Zhang, L. et al.: »Reverse-transcribed SARS-CoV-2 RNA can integrate into the genome of cultured human cells and can be expressed in patient-derived tissues«, Proc Natl Acad Sci U S A 2021, https://pubmed.ncbi.nlm.nih.gov/33958444

33 www.statista.com/statistics/1127799/influenza-us-mortality-rate-by-age-group; www.ecdc.europa.eu/sites/default/files/documents/seasonal-influenza-annual-epidemiological-report-2018.pdf

Kapitel 2: COVID-19 – Symptom oder Syndrom

Eingangszitat: Bänzinger, HU: Überhaupt und kopfunter. Aphorismen und Gedanken, Wolfbach Verlag: Zürich 2009

1 www.cnbc.com/2020/06/01/who-says-coronavirus-isnt-losing-potency-this-is-still-a-killer-virus.html (1.6.2020, zuletzt abgerufen am 11.5.2021)

2 Ioannidis, JPA: »Infection fatality rate of COVID-19 inferred from seroprevalence data«, Bull World Health Organ 2021, 99:19–33

3 Poly, TN et al.: »Obesity and Mortality Among Patients Diagnosed With COVID-19: A Systematic Review and Meta-Analysis«, Front Med 2021, www.ncbi.nlm.nih.gov/pmc/articles/PMC7901910

4 Huang, S. et al.: »COVID-19 patients with hypertension have more severe disease: a multicenter retrospective observational study«, Hypertens Res 2020, 43:824–831; Chiu, HF et al.: »Impact of Micronutrients on Hypertension: Evidence from Clinical Trials with a Special Focus on Meta-Analysis«, Nutrients 2021, www.ncbi.nlm.nih.gov/pmc/articles/PMC7916651

5 Singh, AK et al.: »Diabetes in COVID-19: Prevalence, pathophysiology, prognosis and practical considerations«, Diabetes Metab Syndr 2020,14:303–310; Yang J et al.: »Prevalence of comorbidities in the novel Wuhan coronavirus (COVID-19) infection: a systematic review and meta-analysis«, Int J Infect Dis 2020, www.ncbi.nlm.nih.gov/pmc/articles/PMC7194638

6 Huang, C. et al.: »Clinical features of patients infected with 2019 novel coronavirus in Wuhan, China«, Lancet 2020, 395:497–506; Wang, D. et al.: »Clinical Characteristics of 138 Hospitalized Patients With 2019 Novel Coronavirus-Infected Pneumonia in Wuhan, China«, JAMA 2020, 323:1061–1069

7 Mangalmurti, N. & Hunter, CA: »Cytokine Storms: Understanding COVID-19«, Immunity 2020, 53:19–25

[8] www.eurekalert.org/pub_releases/2021-03/cuim-isc031521.php (15.3.2021, zuletzt abgerufen am 11.5.2021); Szabo, PA et al.: »Longitudinal profiling of respiratory and systemic immune responses reveals myeloid cell-driven lung inflammation in severe COVID-19«, Immunity 2021, https://pubmed.ncbi.nlm.nih.gov/33765436
[9] Hojyo, S. et al.: »How COVID-19 induces cytokine storm with high mortality«, Inflamm Regen 2020, www.ncbi.nlm.nih.gov/pmc/articles/PMC7527296
[10] Schett, G. et al.: »COVID-19: risk for cytokine targeting in chronic inflammatory diseases?«, Nat Rev Immunol 2020, 20:271–272
[11] Song, P. et al.: »Cytokine storm induced by SARS-CoV-2«, Clin Chim Acta 2020, 509:280–287
[12] Teijaro, JR et al.: »Endothelial cells are central orchestrators of cytokine amplification during influenza virus infection«, Cell 2011, 146:980–991; Liu, Q. et al.: »The cytokine storm of severe influenza and development of immunomodulatory therapy«, Cell Mol Immunol 2016, 13:3–10
[13] Link, H.: »The cytokine storm in multiple sclerosis«, Mult Scler 1998, 4:12–15; Racke, MK & Newsome, SD.: »Multiple sclerosis and COVID-19: A great opportunity for databases promoting research and collaboration«, J Neuroimmunol 2020, www.ncbi.nlm.nih.gov/pmc/articles/PMC7261424
[14] Christ, A. et al.: »Western diet and the immune system: an inflammatory connection«, Immunity 2019, 51:794–811
[15] Briguglio, M. et al.: »The Malnutritional Status of the Host as a Virulence Factor for New Coronavirus SARS-CoV-2«, Front Med (Lausanne). 2020, www.ncbi.nlm.nih.gov/pmc/articles/PMC7191079
[16] Keflie, TS & Biesalski, HK: »Micronutrients and bioactive substances: Their potential roles in combating COVID-19«, Nutrition 2021, www.ncbi.nlm.nih.gov/pmc/articles/PMC7717879
[17] Sergi, D. et al.: »The Role of Dietary Advanced Glycation End Products in Metabolic Dysfunction«, Mol Nutr Food Res 2021; De Francesco, EM et al.: »COVID-19 and Diabetes: The Importance of Controlling RAGE«, Front Endocrinol 2020, www.ncbi.nlm.nih.gov/pmc/articles/PMC7375019
[18] Mozaffarian, D. et al.: »Trans fatty acids and systemic inflammation in heart failure«, Am J Clin Nutr 2004, 80:1521–1525; DiNicolantonio, JJ & O'Keefe, J.: »The Importance of Maintaining a Low Omega-6/Omega-3 Ratio for Reducing the Risk of Inflammatory Cytokine Storms«, Mo Med 2020, 117:539–542
[19] Conzade, R et al.: »Prevalence and Predictors of Subclinical Micronutrient Deficiency in German Older Adults: Results from the Population-Based KORA-Age Study«, Nutrients 2017, www.ncbi.nlm.nih.gov/pmc/articles/PMC5748727
[20] Via, M.: »The malnutrition of obesity: micronutrient deficiencies that promote diabetes«, ISRN Endocrinol 2012, www.ncbi.nlm.nih.gov/pmc/articles/PMC3313629
[21] Chiu, HF et al.: »Impact of Micronutrients on Hypertension: Evidence from Clinical Trials with a Special Focus on Meta-Analysis«, Nutrients 2021, www.ncbi.nlm.nih.gov/pmc/articles/PMC7916651

22 Shay, CM et al.: »Nutrient and food intakes of middle-aged adults at low risk of cardiovascular disease: the international study of macro-/micronutrients and blood pressure (INTERMAP)«, Eur J Nutr 2012, 51:917–926

23 Kaur, B. & Henry, J.: »Micronutrient status in type 2 diabetes: a review«, Adv Food Nutr Res 2014, 71:55–100

Kapitel 3: Leichte Brise, Sturm oder Hurrikan

Eingangszitat: Altes Testament, Hos 8,7

1 Watzl, C.: »How to trigger a killer: modulation of natural killer cell reactivity on many levels«, Adv Immunol 2014, 124:137–170

2 Koch, J. et al.: »Activating natural cytotoxicity receptors of natural killer cells in cancer and infection«, Trends Immunol 2013, 34:182–191

3 Vivier, E. et al.: »Innate or adaptive immunity? The example of natural killer cells«, Science 2011, 331:44–49

4 Für eine ausführliche Besprechung der vielen lebenswichtigen Funktionen dieser beiden Klassen von Fettsäuren: Nehls, M.: Algenöl – Die Ernährungsrevolution aus dem Meer, Heyne: München 2018

5 Crawford, MA & Broadhurst, CL: »The role of docosahexaenoic and the marine food web as determinants of evolution and hominid brain development: the challenge for human sustainability«, Nutr Health 2012, 21:17–39; Marean, CW et al.: »Als die Menschen fast ausstarben«, Spektrum der Wissenschaft 2010, 12:59–65

6 Gibbons, A.: »American Association of Physical Anthropologists meeting. Humans' head start: new views of brain evolution«, Science 2002, S. 296, 835ff.

7 Crawford, MA & Broadhurst, CL: »The role of docosahexaenoic and the marine food web as determinants of evolution and hominid brain development: the challenge for human sustainability«, Nutr Health 2012, 21:17–39

8 Simopoulos, AP: »An Increase in the Omega-6/Omega-3 Fatty Acid Ratio Increases the Risk for Obesity«, Nutrients 2016, www.ncbi.nlm.nih.gov/pmc/articles/PMC4808858

9 Bindoli, S. et al.: »The amount of cytokine-release defines different shades of Sars-Cov2 infection«, Exp Biol Med 2020, 245:970–976

10 Miossec, P.: »Understanding the cytokine storm during COVID-19: Contribution of preexisting chronic inflammation«, Eur J Rheumatol 2020, 7:97–98

11 Rodrigues Prestes, TR et al.: »The Anti-Inflammatory Potential of ACE2/Angiotensin-(1-7)/Mas Receptor Axis: Evidence from Basic and Clinical Research«, Curr Drug Targets 2017, 18:1301–1313

12 Wellen, KE & Hotamisligil, GS: »Inflammation, stress, and diabetes«, J Clin Invest 2005, 115:1111–1119

13 Bartoloni, E. et al.: »Role of Inflammatory Diseases in Hypertension«, High Blood Press Cardiovasc Prev 2017, 24:353–361

14 Galkina, E. & Ley, K.: »Immune and inflammatory mechanisms of atherosclerosis«, Annu Rev Immunol 2009, 27:165–197

15 Sartori, AC et al.: »The impact of inflammation on cognitive function in older adults: implications for healthcare practice and research«, J Neurosci Nurs 2012, 44:206–217; Kinney, JW et al.: »Inflammation as a central mechanism in Alzheimer's disease. Alzheimers Dement« 2018, 4:575–590

16 Grivennikov, SI et al.: »Immunity, inflammation, and cancer«, Cell 2010, 140:883–899

17 Simopoulos, AP & DiNicolantonio, JJ: »The importance of a balanced ω-6 to ω-3 ratio in the prevention and management of obesity«, Open Heart 2016, www.ncbi.nlm.nih.gov/pmc/articles/PMC5093368

18 Aschwanden, C.: »Five reasons why COVID herd immunity is probably impossible«, Nature 2021, 591:520–522

19 Keehner, J. et al.: »SARS-CoV-2 Infection after Vaccination in Health Care Workers in California«, N Engl J Med 2021, 384:1774–1775

20 Cavanaugh, AM et al.: »Suspected Recurrent SARS-CoV-2 Infections Among Residents of a Skilled Nursing Facility During a Second COVID-19 Outbreak – Kentucky, July–November 2020«, www.cdc.gov/mmwr/volumes/70/wr/mm7008a3.htm; Tillett, RL et al.: »Genomic evidence for reinfection with SARS-CoV-2: a case study«, Lancet Infect Dis 2021, 21:52–58; www.forbes.com/sites/williamhaseltine/2021/03/10/covid-19-reinfections-are-real-and-serious-all-the-more-reason-to-be-vaccinated (10.3.2021, zuletzt abgerufen am 11.5.2021)

21 Boni, MF: »Vaccination and antigenic drift in influenza«, Vaccine 2008, www.ncbi.nlm.nih.gov/pmc/articles/PMC2603026

22 Buss, LF et al.: »Three-quarters attack rate of SARS-CoV-2 in the Brazilian Amazon during a largely unmitigated epidemic«, Science 2021, 371:288–292

23 Toovey, OTR et al.: »Introduction of Brazilian SARS-CoV-2 484K.V2 related variants into the UK«, J Infect 2021, www.ncbi.nlm.nih.gov/pmc/articles/PMC7857057

24 Aschwanden, C.: »Five reasons why COVID herd immunity is probably impossible«, Nature 2021, 591:520–522

25 Hawkes, K. et al.: »A reappraisal of grandmothering and natural selection«, Proc Biol Sci 2011, 278:1936–1941; Kim, PS et al.: »Increased longevity evolves from grandmothering«, Proc Biol Sci 2012, 279:4880–4884

26 Lahdenperä, M. et al.: »Fitness benefits of prolonged post-reproductive lifespan in women«, Nature 2004, 428:178–181

27 Raichlen, DA & Alexander, GE: »Exercise, APOE genotype, and the evolution of the human lifespan«, Trends Neurosci 2014, 37:247–255

28 Hawkes, K.: »How grandmother effects plus individual variation in frailty shape fertility and mortality: guidance from human-chimpanzee comparisons«, Proc Natl Acad Sci USA 2010, 107:8977–8984; Voland, E. et al. (Hg.): Grandmotherhood: The Evolutionary Significance of the Second Half of Female Life, Rutgers: New Brunswick 2005

29 Kaplan, HS & Robson, AJ: »The emergence of humans: The coevolution of intelligence and longevity with intergenerational tranfers«, Proc Natl Acad Sci USA 2002, 99:10221–10226

30 Robinson, LA & Pierce, CM: »Is ›inflammaging‹ fuelling severe COVID-19 disease?«, J R Soc Med 2020, 113:346–349; Pietrobon, AJ et al.: »Immuno-

senescence and Inflammaging: Risk Factors of Severe COVID-19 in Older People«, Front Immunol 2020, https://pubmed.ncbi.nlm.nih.gov/33193377
31 Franceschi, C. et al.: »Inflammaging and anti-inflammaging: a systemic perspective on aging and longevity emerged from studies in humans«, Mech Ageing Dev 2007, 128:92–105
32 Hickson, M.: »Malnutrition and ageing«, Postgrad Med J 2006, 82:2–8; Hoffman, R.: »Micronutrient deficiencies in the elderly – could ready meals be part of the solution?«, J Nutr Sci 2017, www.ncbi.nlm.nih.gov/pmc/articles/PMC5465850
33 Nehls, M.: Die Alzheimer-Lüge: Die Wahrheit über eine vermeidbare Krankheit, Heyne: München 2014

Kapitel 4: Die Gesetze des Minimums und des Optimums

1 www.akdae.de/Arzneimitteltherapie/AVP/Artikel/2020-1-2/089h/index.php; Lieb, K. & Koch, C.: »Medical students' attitudes to and contact with the pharmaceutical industry: a survey at eight German university hospitals«, Dtsch Arztebl Int 2013, 110:584–590
2 De Smet, D. et al.: »Serum 25(OH)D Level on Hospital Admission Associated With COVID-19 Stage and Mortality«, Am J Clin Pathol 2020, www.ncbi.nlm.nih.gov/pmc/articles/PMC7717135
3 Giustina, A. & Formenti, AM: »Rapid Response: Re: Preventing a covid-19 pandemic Can high prevalence of severe hypovitaminosis D play a role in the high impact of Covid infection in Italy?«, https://www.bmj.com/content/368/bmj.m810/rr-36
4 www.medscape.com/viewarticle/942497 (11.12.2020)
5 Neidich, SD et al.: »Increased risk of influenza among vaccinated adults who are obese«, Int J Obes (Lond) 2017, 41:1324–1330; Kipshidze, N. et al.: »COVID-19 Vaccines: Special Considerations for the Obese Population«, Obes Surg 2021, www.ncbi.nlm.nih.gov/pmc/articles/PMC8029603
6 https://deutsch.medscape.com/artikelansicht/4909566 (16.12.2020, zuletzt abgerufen am 11.5.2021)
7 Murai, IH et al.: »Effect of a Single High Dose of Vitamin D3 on Hospital Length of Stay in Patients With Moderate to Severe COVID-19: A Randomized Clinical Trial«, JAMA 2021, 325:1053–1060
8 https://deutsch.medscape.com/artikelansicht/4909769 (2.3.2021, zuletzt abgerufen am 11.5.2021)
9 Eloi, M. et al.: »Vitamin D deficiency and seasonal variation over the years in São Paulo, Brazil«, Osteoporos Int 2016, 27:3449-3456
10 Fisberg, RM et al.: »Inadequate nutrient intake among the Brazilian elderly: National Dietary Survey 2008-2009«, Rev Saude Publica 2013, 47:222–230
11 Tan, CW et al.: »A cohort study to evaluate the effect of combination vitamin D, magnesium and vitamin B12 (DMB) on progression to severe outcome in older COVID-19 patients«, medRxiv 2020, www.medrxiv.org/content/10.1101/2020.06.01.20112334v2

12 Uwitonze, AM & Razzaque, MS: »Role of Magnesium in Vitamin D Activation and Function«, J Am Osteopath Assoc 2018, 118:181–189

13 Nielsen, FH: »Magnesium deficiency and increased inflammation: current perspectives«, J Inflamm Res 2018, 11:25–34; Dominguez, LJ et al.: »Magnesium in Infectious Diseases in Older People«, Nutrients 2021, www.ncbi.nlm.nih.gov/pmc/articles/PMC7827130

14 DiNicolantonio, JJ & O'Keefe, JH: »Magnesium and Vitamin D Deficiency as a Potential Cause of Immune Dysfunction, Cytokine Storm and Disseminated Intravascular Coagulation in covid-19 patients«, Mo Med 2021, 118:68–73

15 Sabry, W. et al.: »Vitamin B12 deficiency and metabolism-mediated thrombotic microangiopathy (MM-TMA)«, Transfus Apher Sci 2020, https://pubmed.ncbi.nlm.nih.gov/31902683; Wolffenbuttel, BHR et al.: »The Many Faces of Cobalamin (Vitamin B12) Deficiency«, Mayo Clin Proc Innov Qual Outcomes 2019, 3:200–214

Kapitel 5: Göttlicher Cocktail

1 Ding, S. et al.: »Regulation of Immune Function by Polyphenols«, J Immunol Res 2018, www.ncbi.nlm.nih.gov/pmc/articles/PMC5925142

2 Ghiringhelli, F. et al.: »Immunomodulation and anti-inflammatory roles of polyphenols as anticancer agents«, Anticancer Agents Med Chem 2012, 12:852–873

3 Meehan, M. & Penckofer, S.: »The Role of Vitamin D in the Aging Adult«, J Aging Gerontol 2014, 2:60–71

4 Nair, R. & Maseeh, A.: »Vitamin D: The ›sunshine‹ vitamin«, J Pharmacol Pharmacother 2012, 3:118–126

5 Annweiler, C.: »Higher vitamin D dietary intake is associated with lower risk of Alzheimer's disease: a 7-year follow-up«, J Gerontol A Biol Sci Med Sci 2012, 67:1205–1211; Littlejohns, TJ et al.: »Vitamin D and the risk of dementia and Alzheimer disease«, Neurology 2014, 83: 920–928

6 Durup, D. et al.: »A reverse J-shaped association between serum 25-hydroxyvitamin D and cardiovascular disease mortality – the CopD-study«, J Clin Endocrinol Metab 2015; www.ncbi.nlm.nih.gov/pubmed/25710567

7 O'Brien, KM et al.: »Serum Vitamin D and Risk of Breast Cancer within Five Years«, Environ Health Perspect 2017, www.ncbi.nlm.nih.gov/pmc/articles/PMC5744694

8 Kim, Y. et al.: »Plasma 25-hydroxyvitamin D3 is associated with decreased risk of postmenopausal breast cancer in whites: a nested case-control study in the multiethnic cohort study«, BMC Cancer 2014, www.ncbi.nlm.nih.gov/pmc/articles/PMC3897897

9 Mons, U. & Brenner, H.: »Vitamin D supplementation to the older adult population in Germany has the cost-saving potential of preventing almost 30 000 cancer deaths per year«, Mol Oncol 2021, https://pubmed.ncbi.nlm.nih.gov/33540476; https://deutsch.medscape.com/artikelansicht/4909712 (15.2.2021)

10 Vassiliou, AG et al.: »Vitamin D deficiency correlates with a reduced number of natural killer cells in intensive care unit (ICU) and non-ICU patients with COVID-19 pneumonia«, Hellenic J Cardiol 2020, www.ncbi.nlm.nih.gov/pmc/articles/PMC7724960

11 Ilie, PC et al.: »The role of vitamin D in the prevention of coronavirus disease 2019 infection and mortality«, Aging Clin Exp Res 2020, 32:1195–1198

12 Helming, L. et al.: »1alpha,25-Dihydroxyvitamin D3 is a potent suppressor of interferon gamma-mediated macrophage activation«, Blood 2005, 106:4351–4358

13 Giustina, A. & Formenti, AM: »Rapid Response: Re: Preventing a covid-19 pandemic Can high prevalence of severe hypovitaminosis D play a role in the high impact of Covid infection in Italy?«, https://www.bmj.com/content/368/bmj.m810/rr-36

14 Lin, Z., Li, W.: »The Roles of Vitamin D and Its Analogs in Inflammatory Diseases«, Curr Top Med Chem 2016, 16:1242–1261; Daneshkhah, A. et al.: »Evidence for possible association of vitamin D status with cytokine storm and unregulated inflammation in COVID-19 patients«, Aging Clin Exp Res 2020, 32:2141–2158

15 Grant, WB et al.: »Evidence that Vitamin D Supplementation Could Reduce Risk of Influenza and COVID-19 Infections and Deaths«, Nutrients 2020, www.ncbi.nlm.nih.gov/pmc/articles/PMC7231123

16 Ilie, PC et al.: »The role of vitamin D in the prevention of coronavirus disease 2019 infection and mortality«, Aging Clin Exp Res 2020, 32:1195–1198

17 Zhou, J. et al.: »Preventive Effects of Vitamin D on Seasonal Influenza A in Infants: A Multicenter, Randomized, Open, Controlled Clinical Trial«, Pediatr Infect Dis J 2018, 37:749–754

18 Lips, P. et al.: »Current vitamin D status in European and Middle East countries and strategies to prevent vitamin D deficiency: a position statement of the European Calcified Tissue Society«, Eur J Endocrinol 2019, 180:23–54

19 Isaia, G. et al.: »Prevalence of hypovitaminosis D in elderly women in Italy: clinical consequences and risk factors«, Osteoporos Int 2003, 14:577–582

20 Rajakumar, K.: »Vitamin D, cod-liver oil, sunlight, and rickets: a historical perspective«, Pediatrics 2003, 112:132–135

21 Giovannucci, E. et al.: »Prospective study of predictors of vitamin D status and cancer incidence and mortality in men«, J Natl Cancer Inst V. 98, 2006, S. 451–459

22 De Smet, D. et al.: »Serum 25(OH)D Level on Hospital Admission Associated With COVID-19 Stage and Mortality«, Am J Clin Pathol 2020, www.ncbi.nlm.nih.gov/pmc/articles/PMC7717135

23 Grant, WB et al.: »Evidence that Vitamin D Supplementation Could Reduce Risk of Influenza and COVID-19 Infections and Deaths«, Nutrients 2020, www.ncbi.nlm.nih.gov/pmc/articles/PMC7231123

24 Ahmed F: A Network-Based Analysis Reveals the Mechanism Underlying Vitamin D in Suppressing Cytokine Storm and Virus in SARS-CoV-2 Infection. Front Immunol 2020, www.ncbi.nlm.nih.gov/pmc/articles/PMC7756074; Daneshkhah A et al.: The Possible Role of Vitamin D in Suppressing Cytokine

Storm and Associated Mortality in COVID-19 Patients. medRxiv 2020, https://doi.org/10.1101/2020.04.08.20058578

25 Entrenas, Castillo M. et al.: »Effect of calcifediol treatment and best available therapy versus best available therapy on intensive care unit admission and mortality among patients hospitalized for COVID-19: A pilot randomized clinical study«, J Steroid Biochem Mol Biol 2020, www.ncbi.nlm.nih.gov/pmc/articles/PMC7456194

26 Annweiler, C. et al.: »Vitamin D and survival in COVID-19 patients: A quasi-experimental study«, J Steroid Biochem Mol Biol 2020, www.ncbi.nlm.nih.gov/pmc/articles/PMC7553119

27 www.vegpool.de/magazin/vitamin-d-kosten-krankenkasse.html (14.11.2019, zuletzt abgerufen am 11.5.2021)

28 Durup, D. et al.: »A reverse J-shaped association between serum 25-hydroxyvitamin D and cardiovascular disease mortality – the CopD-study«, J Clin Endocrinol Metab 2015; www.ncbi.nlm.nih.gov/pubmed/25710567

29 Holick, MF et al.: »Evaluation, treatment, and prevention of vitamin D deficiency: an Endocrine Society clinical practice guideline«, J Clin Endocrinol Metab 2011, 96:1911–1930

30 Höck, AD: »Review: Vitamin D3 deficiency results in dysfunctions of immunity with severe fatigue and depression in a variety of diseases«, In Vivo 2014, 28:133–145

31 Bjørklund, G. et al.: »Chronic fatigue syndrome (CFS): Suggestions for a nutritional treatment in the therapeutic approach«, Biomed Pharmacother 2019:109:1000–1007

32 Haß, U. et al.: »Anti-Inflammatory Diets and Fatigue«, Nutrients 2019, www.ncbi.nlm.nih.gov/pmc/articles/PMC6835556

33 Für eine ausführliche Besprechung dieser Problematiken siehe: Nehls, M.: Algenöl – Die Ernährungsrevolution aus dem Meer, Heyne: München 2018

34 www.omegametrix.eu

35 McClaskey, EM & Michalets, EL: »Subdural hematoma after a fall in an elderly patient taking high-dose omega-3 fatty acids with warfarin and aspirin: case report and review of the literature«, Pharmacotherapy 2007, 27:152–160

36 Harris, WS: »Omega-3 fatty acids and cardiovascular disease: a case for omega-3 index as a new risk factor«, Pharmacol Res 2007, 55:217–223

37 Stark, KD et al.: »Global survey of the omega-3 fatty acids, docosahexaenoic acid and eicosapentaenoic acid in the blood stream of healthy adults«, Prog Lipid Res 2016, 63:132–152

38 Hathaway, D. et al.: »Omega 3 Fatty Acids and COVID-19: A Comprehensive Review«, Infect Chemother 2020, 52:478–495

39 Asher, A. et al.: »Blood omega-3 fatty acids and death from COVID-19: A pilot study«, Prostaglandins Leukot Essent Fatty Acids 2021, www.ncbi.nlm.nih.gov/pmc/articles/PMC7816864

40 Crawford, MA & Broadhurst, CL: »The role of docosahexaenoic and the marine food web as determinants of evolution and hominid brain development: the challenge for human sustainability«, Nutr Health 2012, 21:17–39; Marean, CW et al.: »Early human use of marine resources and

pigment in South Africa during the Middle Pleistocene«, Nature 2007, 449: 905–908;

41 Ruff, CB et al.: »Body mass and encephalization in Pleistocene Homo«, Nature 1997, 387:173–176

42 Pontzer, H. et al.: »Hunter-gatherers as models in public health«, Obes Rev. 2018 Dec;19 Suppl 1:24–35

43 von Schacky, C.: »Omega-3 Fatty Acids in Pregnancy – The Case for a Target Omega-3 Index«, Nutrients 2020, www.ncbi.nlm.nih.gov/pmc/articles/PMC7230742

44 Für eine ausführliche Besprechung dieses neuen, revolutionären Lebensmittels siehe: Nehls, M.: Algenöl – Die Ernährungsrevolution aus dem Meer, Heyne: München 2018

45 Stoffaneller, R. & Morse, NL: »A review of dietary selenium intake and selenium status in Europe and the Middle East«, Nutrients 2015, 7:1494–1537

46 Hatfield, DL & Gladyshev, VN: »How selenium has altered our understanding of the genetic code«, Mol Cell Biol 2002, 22:3565–3576

47 Evans, SO et al.: »Optimising Selenium for modulation of cancer treatments«, Anticancer Res 2017, 37:6497–6509

48 Steinbrenner, H. et al.: »Dietary selenium in adjuvant therapy of viral and bacterial infections«, Adv Nutr 2015, 6:73–82

49 Moghaddam, A. et al.: »Selenium Deficiency Is Associated with Mortality Risk from COVID-19«, Nutrients 2020, www.ncbi.nlm.nih.gov/pmc/articles/PMC7400921

50 Zhang, J. et al.: »Selenium and selenoproteins in viral infection with potential relevance to COVID-19«, Redox Biol 2020, www.ncbi.nlm.nih.gov/pmc/articles/PMC7481318

51 www.dge.de/wissenschaft/referenzwerte/selen; www.vitalstoff-lexikon.de/Spurenelemente/Selen/Lebensmittel.html

52 Ishii, N. et al.: »Low risk of male suicide and lithium in drinking water«, J Clin Psychiatry 2015: 76:319–326; Zarse, K. et al.: »Low-dose lithium uptake promotes longevity in humans and metazoans«, Eur J Nutr 2011: 50:387–389; Terao, T.: »Is lithium potentially a trace element?«, World J Psychiatry 2015: 5:1–3

53 Freland, L. & Beaulieu, JM: »Inhibition of GSK3 by lithium, from single molecules to signaling networks«, Front Mol Neurosci 2012, www.ncbi.nlm.nih.gov/pmc/articles/PMC3282483; Sarkar, S. et al.: »Lithium induces autophagy by inhibiting inositol monophosphatase«, J Cell Biol. 2005, 170:1101–1111; Brown, KM & Tracy, DK: »Lithium: the pharmacodynamic actions of the amazing ion«, Ther Adv Psychopharmacol 2013, 3:163–176

54 Spitzer, M. & Graf, H.: »Lithium im Trinkwasser – Lithium ins Trinkwasser?«, Nervenheilkunde 2010, 29:157–158

55 Chassard-Bouchaud, C. et al.: »Bioaccumulation of lithium by marine organisms in European, American, and Asian coastal zones: microanalytic study using secondary ion emission«, C R Acad Sci III 1984, 299:719–724

56 www.originalhealth.net/3606 (5.7.2015)

57 Marshall, TM: »Lithium as a nutrient«, J Am Phys Surg 2015, 20: 104–109

58 Nunes, MA et al.: »Microdose lithium treatment stabilized cognitive im-

pairment in patients with Alzheimer's disease«, Curr Alzheimer Res 2013, 10:104–107

59 Gómez-Bernal, G.: »Lithium for the 2019 novel coronavirus«, Medical Hypotheses 2020, https://doi.org/10.1016/j.mehy.2020.109822

60 Qaswal, AB et al.: »The Potential Role of Lithium as an Antiviral Agent against SARS-CoV-2 via Membrane Depolarization: Review and Hypothesis«, Sci Pharm 2021, https://doi.org/10.3390/scipharm89010011; Murru, A. et al.: »Lithium's antiviral effects: a potential drug for CoViD-19 disease?«, Int J Bipolar Disord 2020, www.ncbi.nlm.nih.gov/pmc/articles/PMC7239605; Snitow, ME et al.: »Lithium and Therapeutic Targeting of GSK-3«, Cells 2021; www.ncbi.nlm.nih.gov/pmc/articles/PMC7910927

61 Raha, S. et al.: »Is copper beneficial for COVID-19 patients?«, Med Hypotheses 2020, www.ncbi.nlm.nih.gov/pmc/articles/PMC7199671

62 Gombart, AF et al.: »A Review of Micronutrients and the Immune System-Working in Harmony to Reduce the Risk of Infection«, Nutrients 2020, www.ncbi.nlm.nih.gov/pmc/articles/PMC7019735; Zabetakis, I. et al.: »COVID-19: The Inflammation Link and the Role of Nutrition in Potential Mitigation«, Nutrients 2020, www.ncbi.nlm.nih.gov/pmc/articles/PMC7284818

63 Berenjian, A. & Sarabadani, Z.: »How menaquinone-7 deficiency influences mortality and morbidity among COVID-19 patients«, Biocatal Agric Biotechnol 2020, www.ncbi.nlm.nih.gov/pmc/articles/PMC7492799; Dofferhoff, ASM et al.: »Reduced vitamin K status as a potentially modifiable risk factor of severe COVID-19«, Clin Infect Dis 2020, www.ncbi.nlm.nih.gov/pmc/articles/PMC7499546

64 www.aerztezeitung.de/Kooperationen/Vitamin-C-Infusionen-nuetzen-COVID-19-Patienten-416534.html (26.1.2021, zuletzt abgerufen am 11.5.2021)

65 Carr, AC & Rowe, S.: »The Emerging Role of Vitamin C in the Prevention and Treatment of COVID-19«, Nutrients 2020, www.ncbi.nlm.nih.gov/pmc/articles/PMC7693980

66 Carr, AC et al.: »Patients with Community Acquired Pneumonia Exhibit Depleted Vitamin C Status and Elevated Oxidative Stress«, Nutrients 2020, www.ncbi.nlm.nih.gov/pmc/articles/PMC7284353; Chiscano-Camon, L. et al.: »Vitamin C levels in patients with SARS-CoV-2-associated acute respiratory distress syndrome«, Crit Care 2020, www.ncbi.nlm.nih.gov/pmc/articles/PMC7447967

67 Hemilä, H.: »Vitamin C and Infections«, Nutrients 2017, www.ncbi.nlm.nih.gov/pmc/articles/PMC5409678

68 Krebs, HA: »The Sheffield Experiment on the vitamin C requirement of human adults«, Proc Nutr Soc 1953,12:237–246

69 Levine, M. et al.: »Determination of optimal vitamin C requirements in humans«, Am J Clin Nutr 1995, 62:1347–1356; Carr, AC & Frei, B.: »Toward a new recommended dietary allowance for vitamin C based on antioxidant and health effects in humans«, Am J Clin Nutr 1999, 69:1086–1087

70 Briggs, ADM et al.: »A statin a day keeps the doctor away: comparative proverb assessment modelling study«, BMJ 2013, www.ncbi.nlm.nih.gov/pmc/articles/PMC3898162

71 Zhang, J. et al.: »Pilot Trial of High-dose vitamin C in critically ill COVID-19 patients«, https://www.researchsquare.com/article/rs-52778/v2; Carr, AC & Rowe, S.: »The Emerging Role of Vitamin C in the Prevention and Treatment of COVID-19«, Nutrients 2020, www.ncbi.nlm.nih.gov/pmc/articles/PMC7693980

72 Shakoor, H. et al.: »Be well: A potential role for vitamin B in COVID-19«, Maturitas 2021, 144:108–111

73 Ungerstedt, JS et al.: »Nicotinamide is a potent inhibitor of proinflammatory cytokines«, Clin Exp Immunol 2003, 31:48–52; Yanez, M. et al.: »Nicotinamide Augments the Anti-Inflammatory Properties of Resveratrol through PARP1 Activation«, Sci Rep 2019, www.ncbi.nlm.nih.gov/pmc/articles/PMC6629694

74 Gharote, MA: »Role of poly (ADP) ribose polymerase-1 inhibition by nicotinamide as a possible additive treatment to modulate host immune response and prevention of cytokine storm in COVID-19«, Indian J Med Sci 2020, 72:25–28

75 Lord, N. & Ruwart, MJ: »Homocysteine and the SARS-CoV-2 Coronavirus – The X Factor of Severe Disease and Death«; http://dx.doi.org/10.2139/ssrn.3708654; Ponti, G. et al.: »Homocysteine as a potential predictor of cardiovascular risk in patients with COVID-19«, Med Hypotheses 2020, www.ncbi.nlm.nih.gov/pmc/articles/PMC7240252

76 www.homocystein-netzwerk.de/homocystein/homocystein-werte-deuten

77 Dofferhoff, ASM et al.: »Reduced vitamin K status as a potentially modifiable risk factor of severe COVID-19«, Clin Infect Dis 2020, www.ncbi.nlm.nih.gov/pmc/articles/PMC7499546; Janssen R. et al.: »Vitamin K metabolism as the potential missing link between lung damage and thromboembolism in Coronavirus disease 2019«, Br J Nutr 2020, 7:1–8

78 Nielsen, FH: »Magnesium deficiency and increased inflammation: current perspectives. J Inflamm Res 2018, 11:25-34; Dominguez LJ et al.: Magnesium in Infectious Diseases in Older People«, Nutrients 2021, www.ncbi.nlm.nih.gov/pmc/articles/PMC7827130

79 Keflie, TS & Biesalski, HK: »Micronutrients and bioactive substances: Their potential roles in combating COVID-19«, Nutrition 2020, www.ncbi.nlm.nih.gov/pmc/articles/PMC7717879

80 Saeed, MA et al.: »Association of Dietary Fiber on Asthma, Respiratory Symptoms, and Inflammation in the Adult National Health and Nutrition Examination Survey Population«, Ann Am Thorac Soc 2020, 17:1062–1068

81 Wessels, I. et al.: »Zinc as a Gatekeeper of Immune Function«, Nutrients 2017, www.ncbi.nlm.nih.gov/pmc/articles/PMC5748737

82 Haase, H. & Schomburg, L.: »You'd Better Zinc-Trace Element Homeostasis in Infection and Inflammation«, Nutrients 2019, www.ncbi.nlm.nih.gov/pmc/articles/PMC6770902

83 Prasad, AS: »Zinc and immunity«, Mol Cell Biochem 1998, 188:63–69

84 Jothimani, D. et al.: »COVID-19: Poor outcomes in patients with zinc deficiency«, Int J Infect Dis 2020, 100:343–349

85 Foster, M. & Samman, S.: »Zinc and regulation of inflammatory cytokines: implications for cardiometabolic disease«, Nutrients 2012, 4:676–694

86 Wessels, I. et al.: »The Potential Impact of Zinc Supplementation on COVID-19 Pathogenesis«, Front Immunol 2020, www.ncbi.nlm.nih.gov/pmc/articles/PMC7365891

87 Andreini, C. & Bertini, I.: »A bioinformatics view of zinc enzymes«, J Inorg Biochem 2012, 111:150–156

88 Bedock, D. et al.: »Prevalence and severity of malnutrition in hospitalized COVID-19 patients«, Clin Nutr ESPEN 2020, 40:214–219

89 Alexander, J. et al.: »Early Nutritional Interventions with Zinc, Selenium and Vitamin D for Raising Anti-Viral Resistance Against Progressive COVID-19«, Nutrients 2020, www.ncbi.nlm.nih.gov/pmc/articles/PMC7468884; DiNicolantonio, JJ & O'Keefe, JH: »Magnesium and Vitamin D Deficiency as a Potential Cause of Immune Dysfunction, Cytokine Storm and Disseminated Intravascular Coagulation in covid-19 patients«, Mo Med 2021, 118:68–73

90 Beal, T. et al.: »Global trends in dietary micronutrient supplies and estimated prevalence of inadequate intakes«, PLoS One 2017, www.ncbi.nlm.nih.gov/pmc/articles/PMC5388500

91 Mehta, S.: »Nutritional status and COVID-19: an opportunity for lasting change?«, Clin Med 2020, 20:270–273

Kapitel 6: Teuflischer Giftbecher

1 Pulungan, AB et al.: »Type 2 diabetes mellitus in children and adolescent: an Indonesian perspective«, Ann Pediatr Endocrinol Metab 2018, 23:119–125

2 www.coherentmarketinsights.com/press-release/global-high-fructose-corn-syrup-market-to-surpass-us-628-billion-by-2025-554 (12.1.2018, zuletzt abgerufen am 11.5.2021)

3 Chuah, YK et al.: »Receptor for advanced glycation end products and its involvement in inflammatory diseases«, Int J Inflam 2013, www.ncbi.nlm.nih.gov/pmc/articles/PMC3786507

4 Stirban, A. et al.: »Vascular effects of advanced glycation endproducts: Clinical effects and molecular mechanisms«, Mol Metab 2013, 3:94–108

5 Bernard, I. et al.: »Endothelium Infection and Dysregulation by SARS-CoV-2: Evidence and Caveats in COVID-19«, Viruses 2020, www.ncbi.nlm.nih.gov/pmc/articles/PMC7823949

6 Uribarri, J. et al.: »Advanced glycation end products in foods and a practical guide to their reduction in the diet«, J Am Diet Assoc 2010, 110:911–916

7 Heini, AF & Weinsier, RL: »Divergent trends in obesity and fat intake patterns: the American paradox«, Am J Med 1997, 102:259–264

8 Iikuni, N. et al.: »Leptin and Inflammation«, Curr Immunol Rev 2008, 4:70–79

9 Alexopoulos, N. et al.: »Visceral adipose tissue as a source of inflammation and promoter of atherosclerosis«, Atherosclerosis 2014, 233:104–112; Ellulu, MS et al.: »Obesity and inflammation: the linking mechanism and the complications«, Arch Med Sci 2017, 13:851–863

10 Moore, JB & June, CH: »Cytokine release syndrome in severe COVID-19«, Science 2020, 368:473–474; Hojyo, S. et al.: »How COVID-19 induces cytokine

storm with high mortality«, Inflamm Regen 2020, www.ncbi.nlm.nih.gov/pmc/articles/PMC7527296

11 Tsatsanis, C. et al.: »Association between H1N1 infection severity and obesity-adiponectin as a potential etiologic factor«, J Infect Dis 2010, 202:459–460; Post, A. et al.: »Obesity, adipokines and COVID-19«, Eur J Clin Invest 2020, www.ncbi.nlm.nih.gov/pmc/articles/PMC7323011

12 Nehls, M.: Die Alzheimer-Lüge: Die Wahrheit über eine vermeidbare Krankheit, Heyne: München 2014

13 www.aerztezeitung.at/archiv/oeaez-2016/oeaez-20-25102016/medizin-nobelpreis-2016-yoshinori-ohsumi-zellforschung-autophagie.html (25.10.2016, zuletzt abgerufen am 11.5.2021)

14 Gano, LB et al.: »Ketogenic diets, mitochondria, and neurological diseases«, J Lipid Res. 2014, 55:2211–2228

15 Youm, YH et al.: »The ketone metabolite β-hydroxybutyrate blocks NLRP3 inflammasome-mediated inflammatory disease«, Nat Med 2015, 21:263–269

16 Stubbs, BJ et al.: »Investigating Ketone Bodies as Immunometabolic Countermeasures against Respiratory Viral Infections«, Med (NY) 2020, 1:43–65

17 Bradshaw, PC et al.: »COVID-19: Proposing a Ketone-Based Metabolic Therapy as a Treatment to Blunt the Cytokine Storm«, Oxidative Medicine and Cellular Longevity 2020, https://doi.org/10.1155/2020/6401341

18 St-Pierre, V. et al.: »Plasma Ketone and Medium Chain Fatty Acid Response in Humans Consuming Different Medium Chain Triglycerides During a Metabolic Study Day«, Front Nutr 2019, www.ncbi.nlm.nih.gov/pmc/articles/PMC6481320

19 www.michael-nehls.de/kokosoel.htm (29.8.2018, zuletzt abgerufen am 11.5.2021)

20 Garcia, PT et al.: »Beef lipids in relation to animal breed and nutrition in Argentina«, Meat Science 2008 79:500–508; Daley, CA et al.: »A review of fatty acid profiles and antioxidant content in grass-fed and grain-fed beef«, Nutr J 2010, www.ncbi.nlm.nih.gov/pubmed/20219103

21 Dehghan, M. et al.: »Prospective Urban Rural Epidemiology (PURE) study investigators. Associations of fats and carbohydrate intake with cardiovascular disease and mortality in 18 countries from five continents (PURE): a prospective cohort study«, Lancet 2017, 390:2050–2062

22 Mozaffarian, D.: »Trans fatty acids – effects on systemic inflammation and endothelial function«, Atheroscler Suppl 2006, 7:29–32

23 www.who.int/news/item/14-05-2018-who-plan-to-eliminate-industrially-produced-trans-fatty-acids-from-global-food-supply (14.5.2018, zuletzt abgerufen am 11.5.2021)

24 www.dge.de/wissenschaft/weitere-publikationen/fachinformationen/trans-fettsaeuren (28.4.2021, zuletzt abgerufen am 11.5.2021)

25 https://ec.europa.eu/food/safety/labelling_nutrition/trans-fat-food_en (24.4.2019, zuletzt abgerufen am 11.5.2021)

26 Schneider, C. et al.: »Autoxidative transformation of chiral omega6 hydroxy linoleic and arachidonic acids to chiral 4-hydroxy-2E-nonenal«, Chem Res Toxicol 2004, 17:937–941; Zárate, J. et al.: »A study of the toxic effect of oxidized sunflower oil containing 4-hydroperoxy-2-nonenal and 4-hydroxy-2-

nonenal on cortical TrkA receptor expression in rats«, Nutr Neurosci 2009, 12:249–259; Barrera, G. et al.: »Role of 4-hydroxynonenal-protein adducts in human diseases«, Antioxid Redox Signal 2015, 22:1681–1702

27 zur Hausen, H. et al.: »Specific nutritional infections early in life as risk factors for human colon and breast cancers several decades later«, Int J Cancer 2019, 144:1574–1583

28 Sommerfeld, M. et al.: »Trans unsaturated fatty acids in natural products and processed foods«, Prog Lipid Res 1983, 22:221–233; Pfalzgraf, A. et al.: »Gehalte an trans-Fettsäuren in Lebensmitteln«, Z Ernährungswiss 1993, 33:24–43

29 Gu, Y. et al.: »Food combination and Alzheimer disease risk: a protective diet«, Arch Neurol 2010, 67: 699–706; Morris, MC et al.: »Dietary fats and the risk of incident Alzheimer disease«, Arch Neurol 2003, 60:194–200

30 Angelidi, AM et al.: »Mediterranean diet as a nutritional approach for COVID-19«, Metabolism 2021, www.ncbi.nlm.nih.gov/pmc/articles/PMC7833284

31 DiNicolantonio, JJ & O'Keefe, J.: »The Importance of Maintaining a Low Omega-6/Omega-3 Ratio for Reducing the Risk of Inflammatory Cytokine Storms«, Mo Med 2020, 117:539–542

32 Habib, HM et al.: »The role of iron in the pathogenesis of COVID-19 and possible treatment with lactoferrin and other iron chelators«, Biomed Pharmacother 2021, www.ncbi.nlm.nih.gov/pmc/articles/PMC7836924

33 Ebd.

34 Tsatsakis, A. et al.: »COVID-19, an opportunity to reevaluate the correlation between long-term effects of anthropogenic pollutants on viral epidemic/pandemic events and prevalence«, Food Chem Toxicol 2020, www.ncbi.nlm.nih.gov/pmc/articles/PMC7211730

Kapitel 7: COVID-X – Symptom einer kranken Gesellschaft?

1 Cannell, JJ et al.: »Epidemic influenza and vitamin D«, Epidemiol Infect 2006, 134:1129–1140

2 Song, P. et al.: »Cytokine storm induced by SARS-CoV-2«, Clin Chim Acta 2020, 509:280–287

3 www1.wdr.de/nachrichten/themen/coronavirus/altenheim-leichlingen-corona-ausbruch-100.html (16.4.2021, zuletzt abgerufen am 11.5.2021)

4 www.gov.uk/government/publications/isaric4c-and-co-cin-hospitalised-vaccinated-patients-during-the-second-wave-update-april-2021-22-april-2021 (30.4.2021, zuletzt abgerufen am 11.5.2021)

5 www.ecdc.europa.eu/sites/default/files/documents/Risk-of-transmission-and-reinfection-of-SARS-CoV-2-following-vaccination.pdf (29.3.2021, zuletzt abgerufen am 11.5.2021)

6 Buehler, PK et al.: »Bacterial pulmonary superinfections are associated with longer duration of ventilation in critically ill COVID-19 patients«, Cell Rep Med 2021, www.ncbi.nlm.nih.gov/pmc/articles/PMC7955928

7 Tan, CW et al.: »A cohort study to evaluate the effect of combination vitamin D, magnesium and vitamin B12 (DMB) on progression to severe outcome in

older COVID-19 patients«, medRxiv 2020, www.medrxiv.org/content/10.1101/2020.06.01.20112334v2; DiNicolantonio, JJ & O'Keefe, JH: »Magnesium and Vitamin D Deficiency as a Potential Cause of Immune Dysfunction, Cytokine Storm and Disseminated Intravascular Coagulation in covid-19 patients«, Mo Med 2021, 118:68–73

8 Grant, WB et al.: »Evidence that Vitamin D Supplementation Could Reduce Risk of Influenza and COVID-19 Infections and Deaths«, Nutrients 2020, www.ncbi.nlm.nih.gov/pmc/articles/PMC7231123

9 Cannell, JJ et al.: »Epidemic influenza and vitamin D«, Epidemiol Infect 2006, 134:1129–1140

10 «GBD 2019 Diseases and Injuries Collaborators: Global burden of 369 diseases and injuries in 204 countries and territories, 1990–2019: a systematic analysis for the Global Burden of Disease Study 2019, Lancet 2020, 396:1204–1222

11 www.aerztezeitung.de/Nachrichten/Was-COVID-19-weltweit-so-gefaehrlich-macht-413783.html (16.10.2020, zuletzt abgerufen am 11.5.2021)

12 Ebd.

13 Black, RE et al.: »Maternal and child undernutrition and overweight in low-income and middle-income countries«. Lancet 2013, 382: 427–451

14 Fischer Walker, CL et al.: »Global and regional child mortality and burden of disease attributable to zinc deficiency«, Eur J Clin Nutr 2009, 63:591–597

15 Stevens, GA et al.: »Trends and mortality effects of vitamin A deficiency in children in 138 low-income and middle-income countries between 1991 and 2013: a pooled analysis of population-based surveys«, Lancet Glob Health 2015, 3:528–536

16 Whitfield, KC et al.: »High prevalence of thiamine (vitamin B1) deficiency in early childhood among a nationally representative sample of Cambodian women of childbearing age and their children«, PLoS Negl Trop Dis 2017, www.ncbi.nlm.nih.gov/pmc/articles/PMC5600402; Whitfield, KC et al.: »Thiamine deficiency disorders: diagnosis, prevalence, and a roadmap for global control programs«, Ann N Y Acad Sci 2018, 1430:3–43

17 Biban, BG & Lichiardopol, C.: »Iodine Deficiency, Still a Global Problem?«, Curr Health Sci J 2017, 43:103–111

18 Stoltzfus, RJ: »Iron deficiency: global prevalence and consequences«, Food Nutr Bull 2003, 24:99–103

19 Bartram, J. & Cairncross, S.: »Hygiene, sanitation, and water: forgotten foundations of health«, PLoS Med 2010, www.ncbi.nlm.nih.gov/pmc/articles/PMC2976722

20 Flannery T: Here on Earth: A Natural History of the Planet, Atlantic Monthly Press: New York 2011

21 Oberg, M. et al.: »Worldwide burden of disease from exposure to second-hand smoke: a retrospective analysis of data from 192 countries«, Lancet 2011, 377:139–146

22 www.nature.com/articles/d41586-020-01098-x (21.4.2020, zuletzt abgerufen am 11.5.2021)

23 www.focus.de/gesundheit/news/todeszahlen-im-vergleich-vergleich-mit-schweden-wirft-frage-auf-wie-wirksam-unser-lockdown-war_id_13037141.html (11.3.2021, zuletzt abgerufen am 11.5.2021)

24 UNICEF, WHO & World Bank Group: »Joint malnutrition estimates«, 2020 edition, www.who.int/publications/i/item/jme-2020-edition (31.3.2020, zuletzt abgerufen am 11.5.2021)

25 UNICEF: »Situation tracking for COVID-19 socio-economic impacts«., https://data.unicef.org/resources/rapid-situation-tracking-covid-19-socioeconomic-impacts-data-viz/ - eine interaktive und ständig aktualisierte Seite zu den Folgen der Corona-Pandemie für Kinder, zuletzt abgerufen im Juni 2020.

26 Roberton, T. et al.: »Early estimates of the indirect effects of the COVID-19 pandemic on maternal and child mortality in low-income and middle-income countries: a modelling study«, Lancet Glob Health 2020, 8:901–908

27 Briguglio, M. et al.: »The Malnutritional Status of the Host as a Virulence Factor for New Coronavirus SARS-CoV-2«, Front Med (Lausanne) 2020; 7:146. Published 2020 Apr 23. doi:10.3389/fmed.2020.00146

28 www.amnesty.de/allgemein/pressemitteilung/amnesty-report-2020-menschenrechtslage-weltweit (15.4.2021, zuletzt abgerufen am 11.5.2021)

29 www.br.de/nachrichten/bayern/15-kilometer-regel-brandl-fordert-auswertung-von-handy-daten,SLlCy8X (11.1.2021, zuletzt abgerufen am 11.5.2021)

30 www.heise.de/news/Kampf-um-CDU-Vorsitz-Merz-will-Nutzer-der-Corona-Warn-App-orten-5019618.html (11.1.2021, zuletzt abgerufen am 11.5.2021)

31 von Lüpke, M. & Harms, F.: »Im schlimmsten Fall kollabiert unsere Weltordnung«, www.t-online.de/nachrichten/wissen/geschichte/id_88582030/harari-zur-pandemie-corona-hat-das-potential-die-welt-besser-zu-machen-.html (23.10.2020, zuletzt abgerufen am 11.5.2021)

32 www.amnesty.de/allgemein/pressemitteilung/amnesty-report-2020-menschenrechtslage-weltweit (15.4.2021, zuletzt abgerufen am 11.5.2021)

33 www.spektrum.de/news/academic-freedom-index-freiheit-in-der-wissenschaft-gefaehrdet/1846558 (12.3.2021, zuletzt abgerufen am 11.5.2021)

34 Yang, S. et al.: »Obesity and activity patterns before and during COVID-19 lockdown among youths in China«, Clin Obes 2020, www.ncbi.nlm.nih.gov/pmc/articles/PMC7646045

35 Cheikh, Ismail L. et al.: »Eating Habits and Lifestyle during COVID-19 Lockdown in the United Arab Emirates: A Cross-Sectional Study«, Nutrients 2020, www.ncbi.nlm.nih.gov/pmc/articles/PMC7693610

36 Rodgers, RF et al.: »The impact of the COVID-19 pandemic on eating disorder risk and symptoms«, Int J Eat Disord 2020, 53:1166–1170

37 www.sueddeutsche.de/wirtschaft/lebensmittel-deutsche-greifen-in-der-corona-krise-mehr-zu-fertiggerichten-dpa.urn-newsml-dpa-com-20090101-210127-99-187102 (27.1.2021 zuletzt abgerufen am 11.5.2021)

38 Kass, DA et al.: »Obesity could shift severe COVID-19 disease to younger ages«, Lancet 2020, 395:1544–1545

39 www.bmi.bund.de/SharedDocs/downloads/DE/veroeffentlichungen/2020/corona/szenarienpapier-covid19.html (28.4.2020, heruntergeladen am 2.4.2021)

40 Knobbe, N.: »Kampf gegen Covid-19: Vertrauliche Regierungsstudie beschreibt Corona-Szenarien für Deutschland«, www.spiegel.de/politik/deutschland/corona-in-deutschland-vertrauliche-regierungsstudie-beschreibt-verschiedene-szenarien-a-1cafaac1-3932-434d-b4de-2f63bce0315d (27.3.2020, zuletzt abgerufen am 11.5.2021)

41 www.bmi.bund.de/SharedDocs/downloads/DE/veroeffentlichungen/2020/corona/szenarienpapier-covid19.html (28.4.2020, heruntergeladen am 2.4.2021)

42 http://ig-kjpt.de/covid-19-pandemie-auswirkungen-auf-die-psychische-gesundheit-von-kindern-und-jugendlichen (15.4.2021, zuletzt abgerufen am 11.5.2021)

43 Forbes, H. et al.: »Association between living with children and outcomes from covid-19: OpenSAFELY cohort study of 12 million adults in England«, BMJ 2021, www.ncbi.nlm.nih.gov/pmc/articles/PMC7970340

44 www.merkur.de/leben/gesundheit/coronavirus-kinder-ansteckung-studie-risiko-zusammenleben-kleinkinder-teenager-corona-zr-90133660.html (2.3.2021, zuletzt abgerufen am 11.5.2021)

45 Li, T. et al.: »Approaches Mediating Oxytocin Regulation of the Immune System«, Front Immunol 2017

46 Pfändler, N.: »›Ich habe meine Oma seit eineinhalb Jahren nicht mehr gesehen‹ – was Kinder über das Coronavirus denken«, www.nzz.ch/zuerich/kinder-und-corona-was-die-schueler-ueber-das-virus-denken-ld.1609734 (12.4.2021, zuletzt abgerufen am 11.5.2021)

47 https://de.rt.com/inland/115756-ex-richterbund-chef-gnisa-fassungslos (11.4.2021, zuletzt abgerufen am 11.5.2021)

48 Xiong, J. et al.: »Impact of COVID-19 pandemic on mental health in the general population: A systematic review«, J Affect Disord 2020, 277:55–64

49 Yildirim, H. et al.: »The effect of anxiety levels of elderly people in quarantine on depression during covid-19 pandemic«, Soc Work Public Health 2021, 36:194–204

50 Yang, YC et al.: »Social relationships and physiological determinants of longevity across the human life span«, Proc Natl Acad Sci USA 2016, 113:578–583; Seiler, A. et al.: »The Impact of Everyday Stressors on the Immune System and Health«, in: Choukèr, A. (Hg.) Stress Challenges and Immunity in Space, Berlin: Springer 2000. https://doi.org/10.1007/978-3-030-16996-1_6

51 www.aerztezeitung.de/Nachrichten/Kinderaerzte-Schulen-und-Kitas-umgehend-oeffnen-417526.html (28.2.2021, zuletzt abgerufen am 11.5.2021)

52 Ebd.

53 Spitzer, M.: »Masked education? The benefits and burdens of wearing face masks in schools during the current Corona pandemic«, Trends Neurosci Educ 2020, www.ncbi.nlm.nih.gov/pmc/articles/PMC7417296

54 www.tagespflege.bayern.de/gesetz/verbot-gesichtsverhuellung/index.php (1.8.2017, zuletzt abgerufen am 13.5.2021)

55 www.welt.de/wissenschaft/article217116574 (4.10.2020, zuletzt abgerufen am 11.5.2021)

56 Green, J. et al.: »The implications of face masks for babies and families during the COVID-19 pandemic: A discussion paper«, J Neonatal Nurs 2021, 27:21-25; Roberge, R.: »Facemask use by children during infectious disease outbreaks«, Biosecur Bioterror 2011, 9:225-231

57 https://openjur.de/u/2334639.html (8.4.2021, zuletzt abgerufen am 11.5.2021)

58 https://celleheute.de/beschluss-keine-masken-abstand-und-tests-fuer-schueler (11.4.2021, zuletzt abgerufen am 11.5.2021)

59 Nehls, M.: Die Alzheimer-Lüge: Die Wahrheit über eine vermeidbare Krankheit, Heyne: München 2014; S. 391

60 Ebd.

61 Zeh, J.: Corpus Delicti – Ein Prozess, btb Verlag: München 2010

62 Ebd., Klappentext.

63 www.spektrum.de/news/was-die-toilette-ueber-unsere-gesundheit-verraten-kann/1719838 (6.4.2020, zuletzt abgerufen am 11.5.2021)

64 Murphy, J. et al.: »Tracking physical activity using smart phone apps: assessing the ability of a current app and systematically collecting patient recommendations for future development«, BMC Med Inform Decis Mak 2020, www.ncbi.nlm.nih.gov/pmc/articles/PMC6998214

65 www.chip.de/news/Apps-spionieren-Nutzer-aus-diese-fitness-anwendungen-loeschen_183378304.html (1.4.2021, zuletzt abgerufen am 11.5.2021)

66 www.sackstark.info/corpus-delicti (1.6.2009, zuletzt abgerufen am 11.5.2021)

67 Höhler, G.: Die Corona-Bilanz: Die Würde des Menschen ist unantastbar, Heyne: München 2020

68 Zeh, J.: Fragen zu »Corpus Delicti«: Wann wird der Begriff der »Gesundheitsdiktatur« von der Polemik zur Zustandsbeschreibung?, btb Verlag: München 2020

69 https://twitter.com/EckerleIsabella/status/1378113735399718922 (3.4.2021, zuletzt abgerufen am 12.5.2021).

70 https://www.arte.tv/de/videos/091146-015-A/mit-offenen-karten/ (zuletzt abgerufen am 12.5.2021)

71 https://deutsch.medscape.com/artikelansicht/4909791 (10.3.2021)

72 Maslow, AH: The Psychology of Science: A Reconnaissance, Gateway: Southlake (Texas, USA) 1969; S. 15

Schlusswort

1 Mortazavi, SAR et al.: »How Our Neanderthal Genes Affect the COVID-19 Mortality: Iran and Mongolia, Two Countries with the Same SARS-CoV-2 Mutation Cluster but Different Mortality Rates«, J Biomed Phys Eng 2021, www.ncbi.nlm.nih.gov/pmc/articles/PMC7859372

2 Dhana, K et al.: »Healthy lifestyle and the risk of Alzheimer dementia: Findings from 2 longitudinal studies«, Neurology 2020, 95:374–383

3 Nehls, M.: Die Alzheimer-Lüge: Die Wahrheit über eine vermeidbare Krankheit, Heyne: München 2014; S. 160ff.; www.beingpatient.com/alzheimers-vaccine-failed-whats-next (24.2.2021)

Buchtipps

Chomsky, N.: *Media Control: Wie uns die Medien manipulieren,* Nomen Verlag: Frankfurt am Main 2020

Crouch, C.: *Postdemokratie,* Suhrkamp: Berlin 2008

Hessel, S.: *Empört Euch!,* Ullstein: Berlin 2011

Höhler, G.: *Die Würde des Menschen ist unantastbar: Die Corona-Bilanz,* Heyne: München 2020

I.L.A. Kollektiv (Herausgeber): *Auf Kosten Anderer? Wie die imperiale Lebensweise ein gutes Leben für alle verhindert,* Oekom-Verlag: München 2017

Kreiß, C.: *Gekaufte Forschung: Wissenschaft im Dienst der Konzerne,* Europa-Verlag: Berlin 2015

Mau, S.: *Das metrische Wir. Über die Quantifizierung des Sozialen,* Suhrkamp: Berlin 2017

Mausfeld, R.: *Warum schweigen die Lämmer? Wie Elitendemokratie und Neoliberalismus unsere Gesellschaft und unsere Lebensgrundlagen zerstören,* Westend: Frankfurt 2018

Nehls, M.: *Die Methusalem-Strategie: Vermeiden, was uns daran hindert, gesund älter und weiser zu werden,* Mental Enterprises: Vörstetten 2011

Nehls, M.: *Die Alzheimer-Lüge: Die Wahrheit über eine vermeidbare Krankheit,* Heyne: München 2014

Nehls, M.: *Die Formel gegen Alzheimer,* Heyne: München 2014

Nehls, M.: *Kopfküche: Das Anti-Alzheimer-Kochbuch,* systemed 2017

Nehls, M.: *Algenöl: Die Ernährungsrevolution aus dem Meer,* Heyne: München 2018

Pinker, S.: *Das unbeschriebene Blatt: Die moderne Leugnung der menschlichen Natur,* Fischer: Berlin 2017

Voland, E.: *Die Natur des Menschen. Grundkurs Soziobiologie,* C.H. Beck: München 2007

Wallert, M.: *Stark durch Krisen: Von der Kunst, nicht den Kopf zu verlieren,* Econ: Berlin 2020

Wittig, F.: *Die weiße Mafia: Wie Ärzte und die Pharmaindustrie unsere Gesundheit aufs Spiel setzen,* Riva: München 2015

Zeh, J.: *Corpus Delicti: Ein Prozess,* btb: München 2009

Zeh, J.: *Fragen zu Corpus Delicti,* btb: München 2020

Sachwortverzeichnis